ます。これからの予定や将来の展望に関する記憶を指します。

こんな言葉が存在するのは、「これこれのことを、いついつにする」といった記憶が失われる症例が現にあるからです。そうすると、簡単な約束が守れない、明日の予定が覚えられない、場当たり的で刹那的になってしまうといったことが起こり、日常生活を送るうえで支障を来します。場合によっては、過去のことを忘れてしまう以上の不都合が生じます。この不都合は、とくに、おでこのあたりの脳、前頭前野が障害されたケースでしばしば報告されています。


本書の主役は、この「展望的な記憶」や「予定記憶」です。そして、これらの記憶を主役とするために、「展望的な記憶」や「予定記憶」を情動的な色合いをもつ記憶として扱います。「明日は、家庭訪問がある」「今日は、××社に営業に行く」と、言葉で表現することができるような「未来についての記憶」に、「(きっと、もめるんだろうな、いやな感じ)」「(あの担当に会うと、妙に元気になるんだよね)」といった、付随的に生じる「情動」「気分」「気持ち」、それらをひっくるめて「未来の記憶」として取り扱います。

「予定」を思い描いたり、「未来」を思い描いたりするときに、暗く重い雰囲気が付いて回

まえがき

「未来の記憶のつくり方」
なんだかおかしな言葉です。

「記憶」といえば過去にかかわること。過去に起こった出来事の記憶（エピソード記憶といいます）や、過去に獲得した知識（意味記憶といいます）、それから、くり返し訓練することで身に着いた手順の記憶（技の記憶、手続き記憶などといいます）などが思い浮かびます。これらは、過去そのものや過去からの蓄積の結果つくりあげられるもので、いずれも過去にかかわります。ですから、「記憶」と「未来」をくっつける、「未来の記憶」といういい方は、ちょっと矛盾した表現です。

しかし、認知科学や脳科学の世界には、「展望的な記憶」「予定記憶」といった言葉があり

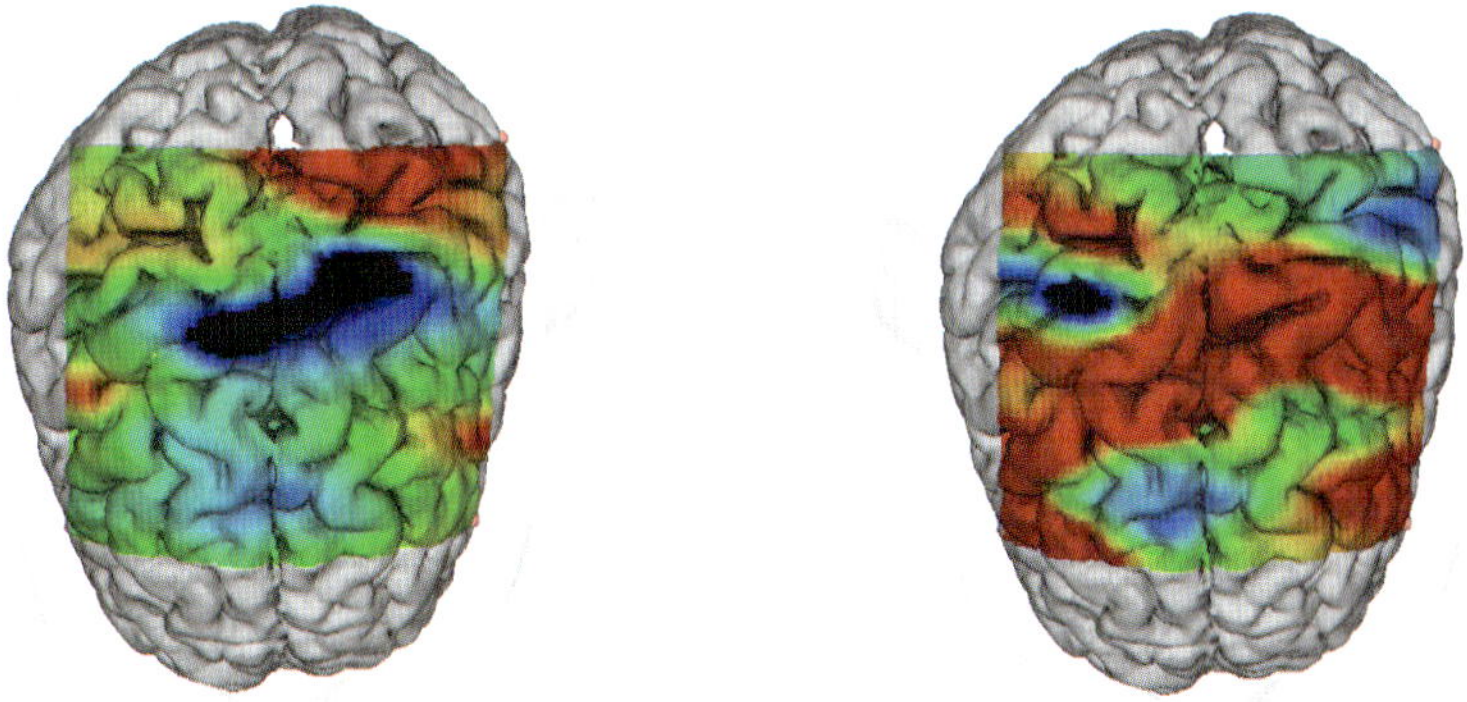

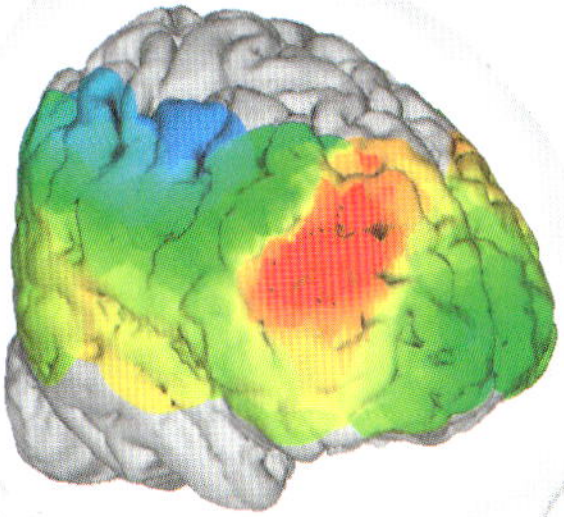

▲ 口絵② イメージトレーニング前（左）とイメージトレーニング後（右）では、活性化している部位が異なった。
第 2 章参照。

◀ 口絵③ 多チャンネル近赤外線分光法（NIRS）を用いて得られた脳画像。
第 4 章参照。

▼ 口絵④ ワーキングメモリー課題時の前頭葉の活動の様子を左右からとらえた画像。
第 5 章参照。

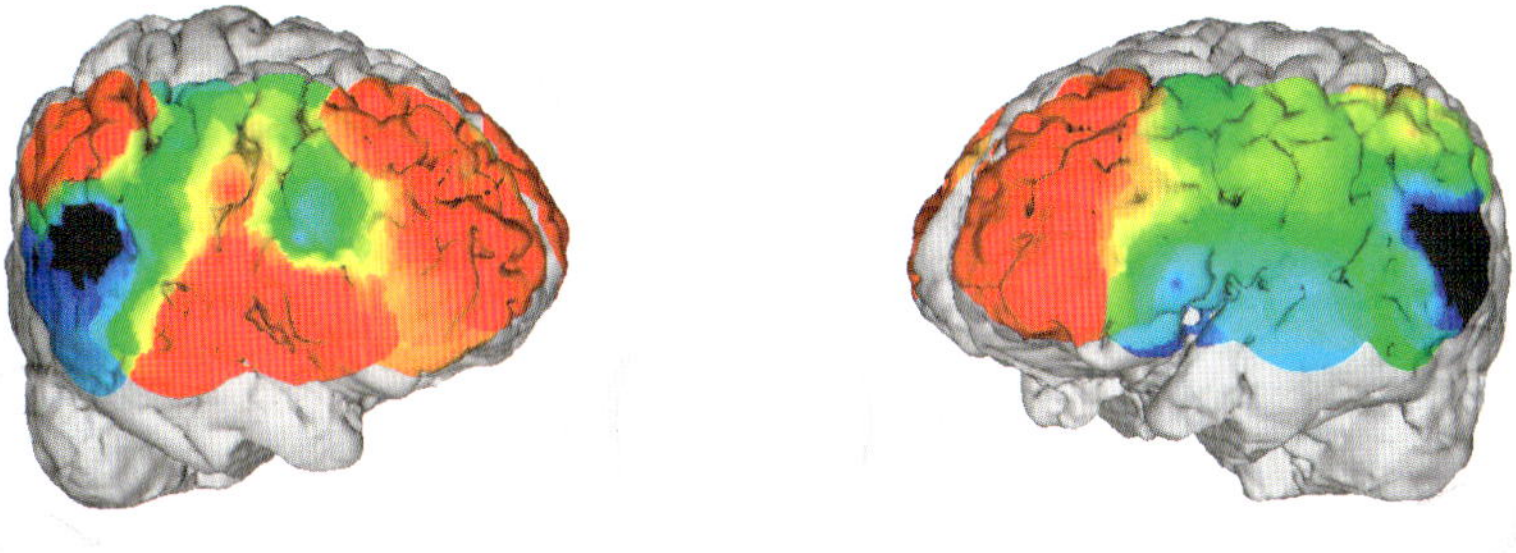

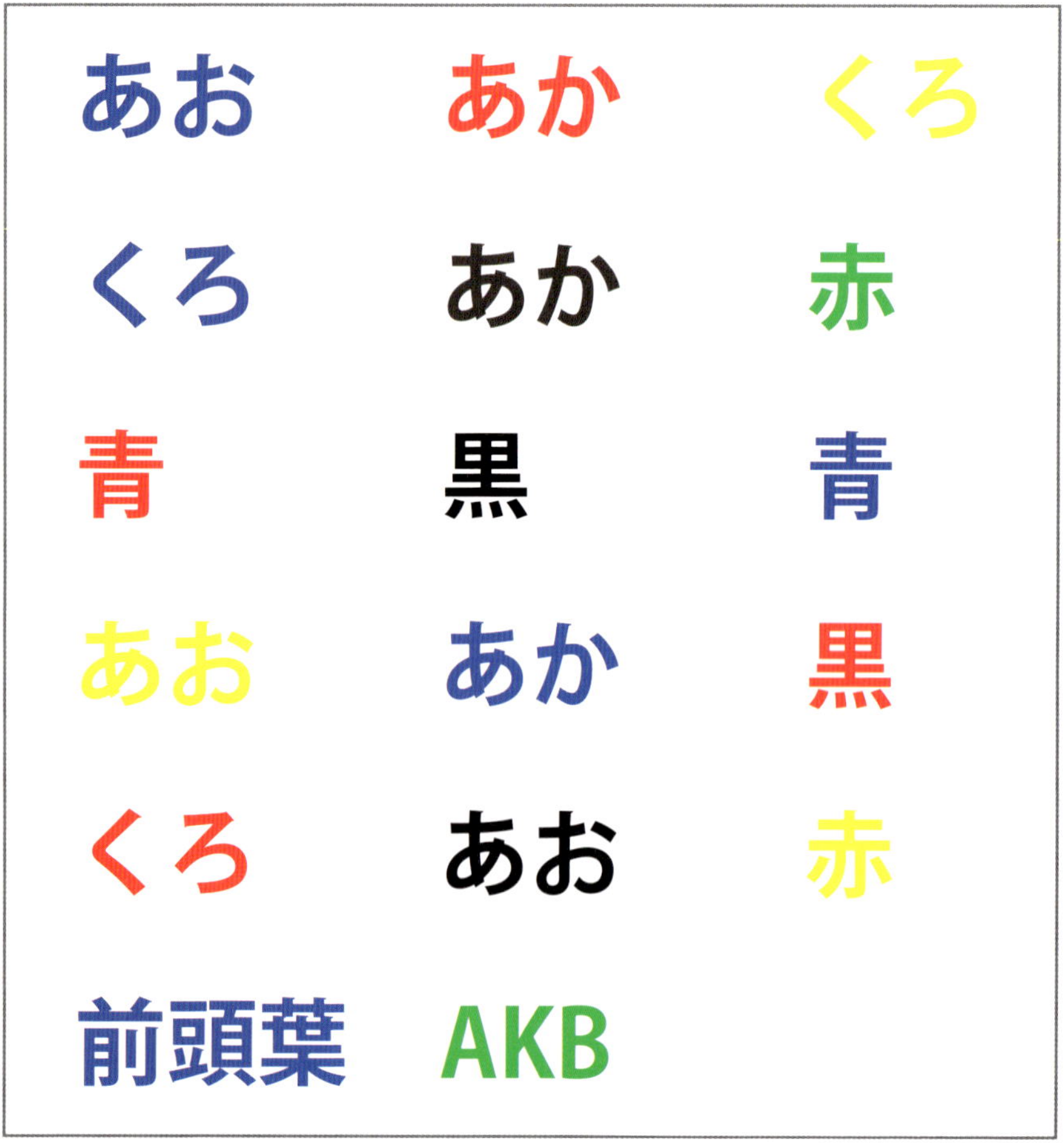
あお
あか
くろ
くろ
あか
赤
青
黒
青
あお
あか
黒
くろ
あお
赤
前頭葉
AKB

口絵①　ストループテストの例。何色で書かれているか、文字ではなく書いてある色を声に出して答える。第 5 章参照。

⑲

未来の記憶のつくり方

脳をパワーアップする発想法

篠原菊紀 著

DOJIN SENSHO

るようなら、わたしたちは少しずつへこんできます。生きる力が徐々に蝕まれ、やがては絶望がやってきます。

その一方で、未来を思い描くだけではつらつとし、るんるん気分になれるようなら、わたしたちの日々は明るいものになります。かつて池田首相は所得倍増計画を打ち上げ、それからこの国では、急ピッチに高度経済成長が進んでいきました。こういう右肩上がりの時代では、明日は今日よりよくなることが当たり前。日々の「未来の記憶」は、自然と明るい色彩を帯び、人びとに活気を与えていました。今のインドや中国もきっと同様でしょう。人びとの未来の記憶の総和は、きっと明るい色に傾いているに違いありません。

右肩下がり、寿命だけが伸びていき、年金問題に、後期高齢者医療制度問題。正規雇用の道は狭く、年齢だけがかさんでいけば、「未来」を考えるだけで暗い気分になっていきます。暗い気分がさらに暗い気分を呼び、自暴自棄にもなります。これで生き生きと暮らせというほうがどうかしています。

にもかかわらず、この国の人びとは、雄々しく生きています。そこかしこに笑顔が溢れ、明るい未来を熱く語る人たちもいます。人間はどんなにひどいときでも、どんなに絶望的な状況でも、そこに未来を見いだす力をもっています。

本書では、その力をサポートする方法について提案します。今日、とかく暗い色に染まりがちな「未来の記憶」を、多少なりとも明るくしていくテクニックを紹介します。

「どうやってその悲惨な境遇を乗り越えてきたんですか?」

「もしも奇跡が起こったら……」

「明日を○・一点だけましにする工夫って、なにかないかな?」

こうした質問をキーにして、「情動」「気分」「気持ち」を含む「未来の記憶」のあり様に介入していきます。唱えるだけで救われる、現代のお念仏を提案します。

後半は「今の記憶」がテーマです。

「今の記憶」をしばらく保持する力。ワーキングメモリと呼ばれる記憶について体験的に理解していただきます。まあ、俗にいう脳トレ話。簡単なテストや多チャンネル近赤外線分光法による計測データを交えながら、ワーキングメモリの鍛え方について提案します。

この「今の記憶」が「未来の記憶」を支えています。最終章では、未来のプランのつくり方、明日のつくり方を提案します。タイプ、気質、状態、これらがキーワードになります。

そして、合わせること。


記憶の本なのに、主役は「今」と「未来」。

おかしな話ですが、お付き合いいただければ、みなさまの「未来」にお役に立てると確信しています。ぜひ、ぜひ、最後までお付き合いください。

未来の記憶のつくり方　目次

脳の構造
その1

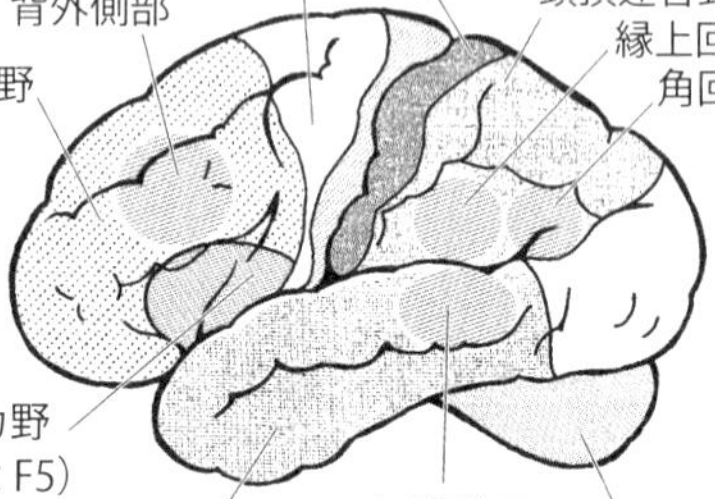

前頭葉
背外側部
運動野
体性感覚野
頭頂連合野
縁上回
角回
前頭前野
ブローカ野
（サルでは F5）
側頭連合野
上側頭回
小脳

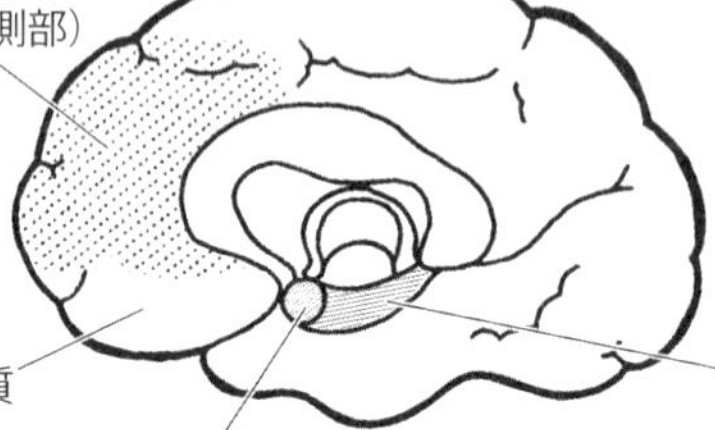

傍帯状皮質を含む
前部帯状回
（前頭葉内側部）
前頭眼窩皮質
扁桃体
海馬

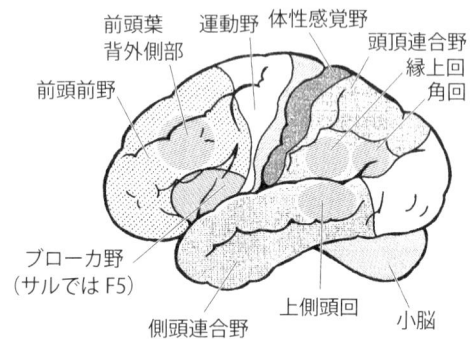

脳の構造
その2

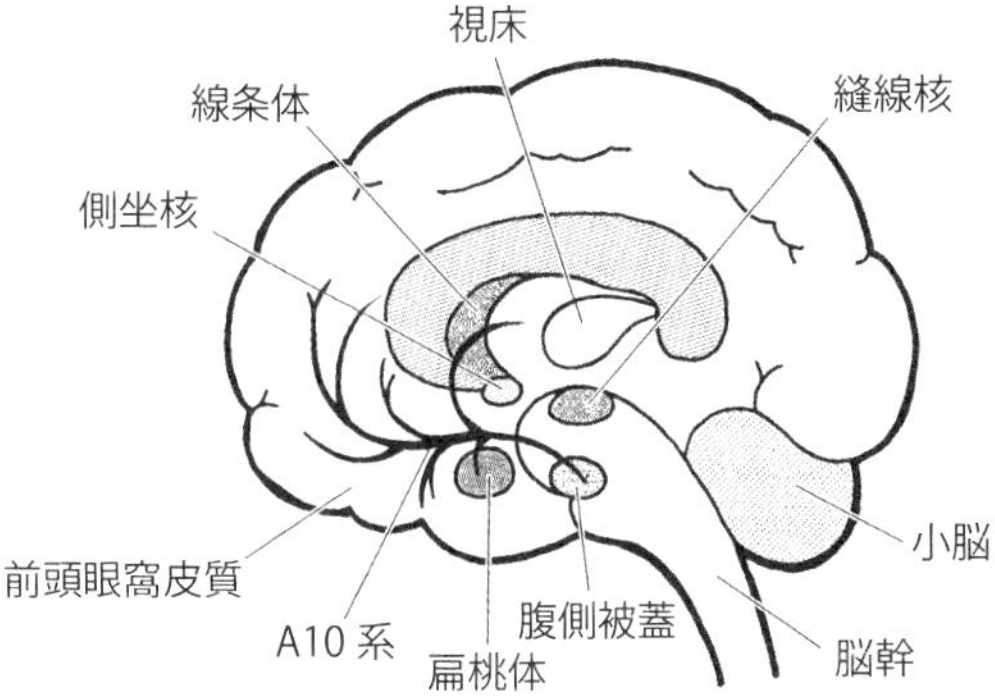

第1部

未来の記憶のつくり方

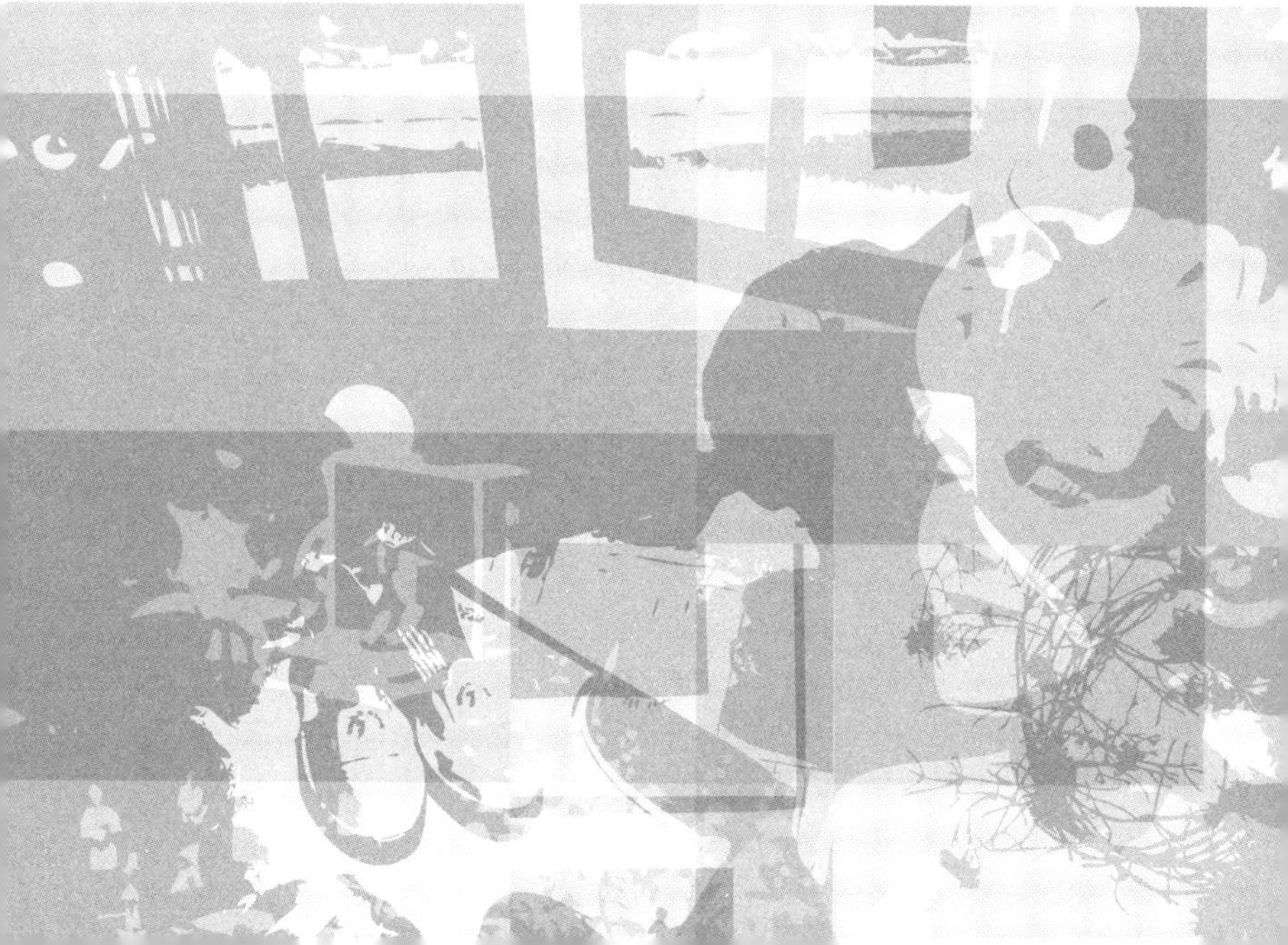

手の平でおでこを覆ってみてください。手のぬくもりを感じるその下に、前頭前野があります。サル以降巨大化し、ヒトになってサルの三倍、大脳の四分の一強を占めるに至った、進化史上最後に発達した部位です。ヒトになって発達した部位なので、ヒトらしさに深くかかわります。未来の記憶というヒト独特の記憶を生み出す場所でもあります。

第1部では、前頭前野がよりよい未来の記憶を生み出すためのコツを提案します。あわせて、記憶の不安定さ、記憶と情動のかかわりについて考えます。

第1章　共感が支える未来の記憶

同調する脳

「なにをやってもうまくいかない」
「会社はわたしを正当に評価していない」
「子どものわがままにほとほと疲れた」

こんなとき、未来は暗い色に包まれ、暗澹たる気分に覆われます。

「そうなんですか、うまくいかないんですね」
「あなたへの評価が正当ではないんですね」
「お疲れなんですね、よくがんばってきましたね」

プロのカウンセラーならば、ときにわたしたちの言葉の文末を使って、わたしたちの話を丁寧に確認し、わたしたちの話をよくよく傾聴することでしょう。きっとうまいタイミングでうなずきを入れ、わたしたちのリズムに自分のリズムを合わせ、わたしたちを受容する空気をつくり出してくれることでしょう。

こういう場面では、話の内容を理解する以上に、言葉を越えたなにかが一致してくることが大切です。間が合い、リズムが合い、スピードが合い、抑揚が合い、そうして、お互いが受容されている雰囲気が醸し出されることが重要です。

言葉を選んで話そうとしているときに、ダダダダダッと質問を畳み掛けられてしまうと、話す気が失せてしまいます。不平不満を共有してもらいたくて、勢い込んで話そうとしているのに、話の筋道にやたらとこだわられてしまうと、「この人はわかりたくないんだ」と思ってしまいます。

心の同調、リズムの同調、雰囲気の一致、そういったなにかが生まれなければ、お互いを心から理解することは難しくなります。話の中身はそこそこ一致していたにしても、リズムや抑揚や間やスピード、そうしたなにかが同調していなければ、実際の共感関係は生まれにくくなります。

上手に対人関係を営んでいる人は、知らないあいだに、こうした同調を得るためのテクニックを使っているものです。リズム合わせやスピード合わせ、間の取り方、えもいわれぬ合わせ方、これらができていないようなら、経済的には互いのメリットになるような話であっても、お互いの「信頼感（ラポール）」が築けなくて、商談はご破算。そういうこともしばしば起こります。

経験のあるカウンセラーや営業のベテランならば、リズムやスピードや間、それらを合わせるだけではなく、合わせたうえで、相手の生理的な状態を操作することもあります。たとえば、相手が息せき切ってやってきたとします。相手の心拍は早鐘のよう。そういうときは、いったんはこちらも話速を上げ、話の速度を合わせて、心拍を相手に同調させていきます。そのうえで、今度は話速を少しずつ落としていきます。そうすると相手の心拍が少しずつ落ち着いていきます。

意識的にせよ、無意識的にせよ、共感をサポートするテクニックを随所にちりばめられないようなら、営業職のような対人的な職種では厳しいことになります。

共感の基盤、ミラーニューロン

共感を生む、なんらかの同調。同調が共感の基礎。

しかし、どうしてこんな同調現象が起こりうるのでしょうか。

脳は別べつなのに、なぜ同じような動き方をすることができるのでしょうか。脳の科学ではどんな風に捉えられているのか、少し見ていきましょう。

サルの前頭葉にF5と呼ばれる領域があります。ヒトでいえば、左のこめかみ辺りです。イタリア、パルマ大学のリゾラッティらは、この領域で奇妙な活動をするニューロンを見つけました。一九九六年のことです。

彼らは、サルのF5のニューロン活動を調べていました。ニューロンに電極をあて、サルが、トレーに入った餌に手を伸ばしているときの活動を調べていました。F5では、サルが餌に手を伸ばそうとするときに活性化するニューロンが多数見つかりました。これらのニューロンは、サルのリーチング運動（手を伸ばす運動）にかかわるニューロンだと考えられるわけです。

問題はここからです。

多少眉唾物の話ですが、リゾラッティらは、これらのニューロンに電極をつけたまま休憩をとったのだそうです。そしてイタリアらしく（？）ジェラート（！）を食べ始めた。すると、なんと電極に反応が！　サルは手をまったく動かしていないのに、です。

見ているだけなのに、自分がリーチング運動をしているときに働くニューロンが活動したのです。自分の手を動かしているときに活動するニューロンが、自分の手を動かさなくとも活動する。目の前でだれかが同じ動作をしているのを見ると活動する。こんな奇妙なニューロンはこれまで発見されていませんでしたから、リゾラッティたちは色めき立ち、このニューロンの活動をあれこれ調べました。

まず彼らは、サルの目の前で、左手でトレーをもち、右手で餌をつまんでみました。案の定、F5のニューロンが活動しました。今度は、左手でトレーをもち、右手にはペンチをもちます。そして、ペンチで餌をつまみました。「つまむ」という点では同じですが、同じ動作とはいえません。このとき、F5のニューロンは活動しませんでした。これらの結果から、リゾラッティらは、鏡（ミラー）に写すように他者の動作を反映するニューロンという意味で、このF5のニューロンを「ミラーニューロン」と名づけました。

Ｆ５は、ヒトでは「ブローカ野」に相当します。ブローカ野は「発話性の言語野」。ここが損傷すると、言葉を操れなくなります。そのため、「言語は、ミラーニューロンを使った模倣から生まれたのではないか」「そもそも学習の基礎は模倣なのではないか」などと、大きな話題を呼びました。

その後の研究で、Ｆ５のほか、頭頂連合野や側頭連合野にもミラーニューロンが見いだされ、これらが形成するシステム（ミラーシステム）が学習やコミュニケーションの基礎なのではないかと考えられています。たとえばコミュニケーションや共感性が障害されやすい広汎性発達障害（自閉症など）では、このミラーシステムの発達に問題が生じているのではないかという説が有力です。

ヒトのコミュニケーションの基礎にミラーシステムの働きがあり、脳どうしが同調するからこそ、共感も学習も可能だというのです。同調の基礎が弱いと他者理解が困難になるというのです。

相手がある動作をしたときに、相手に生じる脳の動きと同じ脳の動きが「わたし」の脳でも再現されている。また、「わたし」がある動作をすれば、相手の脳も「わたし」と同じような脳の動きをする。そういう同調現象を引き起こす脳的な基盤があるからこそ、わたしたちは動作の模倣ができ、相手の心の想像ができ、コミュニケーションができ、相互理解が可能なのだというのです。

人真似は共感を生みやすい

カウンセリングの技法の中に、ミラーリングと呼ばれるものがあります。

相手が身を乗り出してきたら、こちらも軽く乗り出す。
相手が腕を組んだら、さりげなくこちらも腕を組む。
右を向いたらそちらに目をやる。
下を向いたら下を向く。

鏡のように相手の動作を真似る方法です。こうするとなんとはなしにラポールが築きやすくなることが経験的、実践的に知られています。

これまでの話を読んだみなさんならば、ミラーリングという技法の背景に、ミラーシステムの働きがあるであろうことは容易に想像できるでしょう。また、相手とリズムや話速を合わせようとすることがカウンセリング技法として成り立つのも、これらの技法がミラーニューロンの働きをサポートするからなのではないかと想像できるでしょう。

余談ですが、ミラーシステムの働きがあるからこそ、口で教えてもらってもなかなかできないことが、見ればすぐにできたり、覚えられたりすると考えられます。

昔話になりますが、大学生のころ、実験考古学という講義がありました。その中で、火おこしの実習がありました。棒を両手できりもみし、火をつける。あれです。なかなか難しく、煙は立つのですが火がつきません。しかし、学生のうちのだれかが成功し、火がつく瞬間を目撃してしまうと、一気に成功者が増えました。

このときの教授の解説は、技術や技能の伝播には「見ること」が深く関与しているに違いない、火の使用の伝播にも「盗み見」が関与しているのではないか、というものでした。

体操の鉄棒競技の新技も、一度だれかが成功すると、比較的容易にみなできるようになっていきます。サッカーの新しいフェイントも、映像を見てしまうと小中学生でもできる子どもが出てきます。

見ることは学ぶこと。見ることはミラーシステムの作動を促し、なにかを学ぶうえで大きな力となるのでしょう。だからこそ見取り稽古が重要になるのですし、必要なのでしょう。見ることが言葉以上のなにかを伝えるからこそ、たとえば、成功者の周りから、次の成功者が生まれやすかったりするのかもしれません。

きらきら率測定

わたしの勤務する大学は長野県の茅野市にあります。新宿から「あずさ」に乗って「茅野」で降ります。そこから、蓼科や白樺湖に向かうバスに乗ると、右手に諏訪東京理科大学が見えます。左手には米沢米がおいしい米沢地区が広がり、その山沿いに米沢保育園という小さな保育園があります。

この保育園では、保育士さんたちが時折園児の顔を覗き込み、なにやらカウントします。たとえば、九時、一〇時、一二時などに、保育士さんが担当の園児の顔を覗き込みます。そして、「一二人中六人きらきら」などと、目がきらきら輝いて見えた園児の数を調べます。

「きらきらの判断基準がわからない」

この試みを始めたころには、保育士さんからそんな悲鳴があがりました。しかしそこはプロ。あれこれ話し合いながら半月もすると、みな同じように「きらきら」を判断することができるようになりました。目の輝きは、交感神経活動や脳活動を反映しますから、この瞬間、保育士さんの脳は、園児の脳を安定的に測定する装置としてチューニングされたわけです。

園庭じゅうを水浸しにして水路遊びをさせたら、抜群の「きらきら率」だった。曜日による変化がありそうだ。

やはり年少より年中のほうが「きらきら」が長く続く。

三歳未満児できらきらをとらえるのは難しい。発達障害でこそ、きらきらな瞬間が指標になりそうだ。

主観的な観察が共有されて客観性を帯びてくると、おもしろい観察結果が出てきます。それはとてもエキサイティングで、今後の展開が期待されます。

しかし、それ以上に重要なのは、保育士さんが子どもの顔を覗き込む機会が増えることです。少なくとも、わたしはそう思っています。

見ることは好きになること

こんな実験があります。顔写真を二枚並べてどちらが「好き」かを選んでもらいます。選んだらボタンを押してもらいます。その間、目線がどこに行っているかをアイカメラで追跡します。すると、最初、左右に散らばっていた視線が、決断の約一秒前から急速に一方に集まります。興味深いことに、この現象は「好き」を選ぶ場合に特異的らしく、「嫌い」を選ぶ場合や、髪の毛の長いほうなど、特徴で選ぶ場合などでは起こらないのだそうです。

今度は、二枚の写真を交互に六回見せます。そして、一方だけわずかに長く提示します。その差は主観的にはわからない程度の差です。にもかかわらず、わずかにでも長く見せたほうが統計的に好まれるのだそうです。

おもしろいことに、二枚の写真をスクリーンの真ん中で交互に見せたのでは、この効果が生まれません。左右に置いたとき差が出るそうです。どうやら、眼球や首を動かして、そちらの方向を見ることが、好きになることのキーらしいのです。

「見ることは好きになること」

実験をしたカリフォルニア工科大学の下條信輔はそう表現しています。

もともと彼らは、乳幼児期からの親子関係の研究から、この研究に至りました。乳幼児は、

●は二つ横に並び、▽が下につく、顔のバランスの図形に反応して目で追います。親のほうも、黒目がちで目の位置が下についている顔バランス（赤ちゃんのバランス）に反応しやすく、たとえばチワワとかをかわいく思います。つまり、目線を交わしあい、相手のほうを向く機会を増やすことは、愛着関係を築くうえでとても重要なことらしいのです。

米沢保育園の試みを受け、茅野保育園では今年から「にこにこ率」測定が始まっています。保育士さんが園児を覗き込んで、「にこにこ?」「うーん、微妙」などとしている様子は、想像しただけでも楽しくなります。子どもたちの未来も捨てたものではないと思えてきます。

同調する心

見ることは、動作的な同調を促すだけではなく、好きになることをも促します。下條らは、動作の物真似が、ミラーシステムを含む自分が動作を生み出す内部モデルを逆読みすることで成り立つように、他者の心の推測も、自分が心を生み出す内部モデルを逆読みして生み出すのではないかと推測しています。そうだとすれば、見ることや、同じような動作をすることは、心を同調させていくうえでもキーになります。

発達障害の講座などに行くと、こんな実習が行われることがあります。

隣り合った人どうし、向かい合います。それから、互いの人差し指を合わせます。ちょうど、映画『E.T.』で、主人公とETがやったようなポーズです。それから、一方の人が指を大きくまるく動かしたり、小さく動かしたり、きゅっと動かしたりします。相手は、その動きに合わせていきます。

最初はちょっと戸惑って動きがぎこちなくなりますが、三〇秒も動かせば相手の動きに身を任せスムーズについていけるようになります。勝手に指がついていくようになります。

わたしたちにとっては当たり前でも、発達障害の子どもたちの中には、これがとても苦手な子たちがいます。だからこそ、こういう合わせ動作をたくさんすること、しかも楽しくすることが大切です。動作と心の共有、融合、同調、その最初の一歩でつまずきやすい分、たとえば指合わせ、たとえばボールころころ、ぎったんばっこん、ごろんごろん、そういう当たり前の遊びを、心の動きをともなわせながら濃く濃くすることが必要です。

しかも、あくまで主導は指を動かすほう。他者の心に合わせる心、それを快だと感じる心の獲得が肝要です。

そんなにひどい状態なのに――サバイバルクエッション

話を相談場面に戻します。

「なにをやってもうまくいかない」
「子どものわがままにほとほと疲れた」
「会社はわたしを正当に評価していない」

こんな相談を受けたとき、よくよく傾聴したり、ミラーリングなどで相手に合わせたりすることは、互いのラポールを形成するうえで必須です。ミラーシステムが同調していれば、自分の脳と相手の脳が同じように活動しやすくなって、お互いの気持ちを想像しやすくなります。同じ考えが浮かびがちになります。とくに、言葉にできない部分での伝達では、リズムやスピードや間を合わせることが大きなキーになります。

そもそも生物は心拍や呼吸はもとより、歩行、咀嚼などでも、その根底にはリズミックな活動があります。まだ十分に解明されているわけではありませんが、その根底には中枢神経系のリズムジェネレーターによる多様なリズム生成があるらしく、最近では脳内のさまざまな部位で、覚醒度や注意に応じた特徴的な集団的ニューロン活動が起っていることが報告されています。

昔フロイトは、「快」についておもしろい発想をしていました。なにかが生じても元の状態に引き戻される「恒常性」、それこそが快だというのです。興奮して、わくわくして、そんなものは快ではなく「不快」、強いていえば、不快からの回復過程に快があるというのです。その考察の背後には、たんたんと同じようなリズムを刻む、リズムジェネレーターの存在への洞察があったのかもしれません。

そのダイナミズムがヒトの中でどう実現されているかはまだわかっていませんが、中枢神経系でのリズムジェネレーターが、なんらかの形で同期することが、ラポールを形成することにかかわることは確かでしょう。実際、互いの考えや感じ方が融合し合う感覚は、ラポールがある程度築けたと思えたときには頻繁に現れます。

そのうえで、こんな風に質問すると、相手の過去の記憶が変容するきっかけをつくることができます。「未来の記憶」に明るい色をつけたすきっかけになります。

「……あなたのお話はよくわかりました。ここまでとても厳しい中をなんとか乗り越えてこられたわけですね」

「本当につらいことだったと思います」

「それにしても、その大変な状況の中で、これまでどうやって折り合いをつけてこれたのですか？」

「もしよろしければ、そのコツを教えていただけませんか？」

「おそらく、そのコツがあったからこそ、並大抵でないこの苦難にあなたは打ち勝ってこられたのだと思うのです」

「そのコツは、これからあなたと同じような困難な状況に苦しむであろう人たちに、きっと役立つはずです」

「思い出したくもないことかもしれませんが、困難を乗り越えてきたコツのようなものを、できるだけ具体的に教えていただけませんか？」

「できれば、これから苦しむ人が利用しやすいように、箇条書きにしていただけると助かります」

「その指針はきっとみんなの役に立つはずですから」

「お願いできませんか？」

こういう質問を「サバイバルクエッション」とか「コーピングクエッション」といいます。困難な中での生き残り（サバイバル）のコツや、対処（コーピング）の極意を尋ねる質問です。「解決志向ブリーフセラピー」という心理療法で、頻繁に用いられる質問の一つです。お読みになられるとわかると思いますが、こういう質問を入れることで、苦しみを訴え、不満を抱えていたはずの相談者が、苦難を乗り越え生き残った、誇り高き先駆者に置き換わっていきます。

原因探しより、解決に役立つリソース探し

ブリーフセラピーはミルトン・エリクソンの治療実践に啓発を受けてつくられた心理療法です。

「短期療法」と訳され、その名のとおり、より効率的で効果的なユーザーとのかかわりを目指します。結果として、面接期間が短縮できる心理療法です。その一つが解決志向ブリーフセラピーです。

「解決志向」という言葉は、耳慣れない言葉だと思いますが、本書ではキーになる言葉なので説明しておきます。

「解決志向」の類義語は「未来志向」、反対語は、「問題志向」「原因志向」「過去志向」です。問題の原因を徹底的に洗い出し、それを排除することで問題の解決を目指すというのが、ふつうの考え方でしょうし、従来の治療モデルです。

たとえば、天然痘のような感染症なら、病原菌を除去することこそ正しい治療モデルです。たった一人の不心得者が横領をしたというのなら、その者を排除して埋め合わせをさせることこそ正しい対処法です。

しかし、心の問題では原因と結果が入り組み、たとえば結果としての不登校が学力低下を招き、さらに復学を困難にするなど、結果が原因に変わることもよくあります。一般の疾病でも、たとえば生活習慣病では最初の原因が足の骨折だったにしても、運動習慣や食生活など生活全般の見直しを余儀なくされることは当たり前のことです。不況下の会社運営などでは、原因といっても構造的すぎて手の打ちようがないこともあります。

なにが原因でなにが結果なのか、見当もつかないくらい問題が複雑化している場合も多々あります。また、仮に原因がわかったにしても、その原因が取り除けないこともよくあります。たとえば過去の生育歴が原因だったとしても、生育歴を除去することはできません。原因らしきものが見いだせても、その原因を取り除くことができない場合もあります。すでに原因は取り除かれているのに問題は解決していないこともあります。さらには、相談をもちかけた人が、その原因を取り除きたくない場合だってあります。

そういう場合に、こちらの解決像を押し付けるのではなく、相談者の求める解決像を洗い直し、その解決像の実現に向けて相談者やその周囲からリソースを探す。そのことに重きを置くのが「解決志向」です。経営コンサルタントの感覚だ、といったほうがわかりが早いかもしれません。

従来の、問題を明らかにすることを目指す「問題志向」とは異なり、問題や病理や原因の特定にはこだわりません。経営コンサルタントが問題点ばかりあげつらって、解決策を一向に提示しないのなら、無駄もいいところです。相談者を支え、相談者のリソースを探し、相談者の解決能力を引き出す。その結果、その解決は当初予定されたものや、一般的な解決とは異なることがあっていいのだし、むしろ異なるほうが自然です。

解決志向ブリーフセラピーは、日本では、目白大学の黒沢幸子、東京大学の森俊夫らが積極的に展開しています。

サバイバルクエッションで記憶を置き換える

さて、サバイバルクエッションに戻ります。

「それにしても、その大変な状況の中で、これまでどうやって折り合いをつけてこられたのですか?」

こういう質問は、問題志向が解決志向に転換していくきっかけになる質問です。「なにをやってもうまくいかない」という「問題」の原因探しに向かうのではなく、「なにをやってもうまくいかない」中で、なんとか歯を食いしばってここまで生き延びてきたサバイバーたる自分に目を向けます。そこには、その問題と折り合いをつけてきた自分、あるいは折り合いをつけはじめている自分、すでに解決の道を歩み始めている自分がいます。

「問題」を見つけるのではなく、問題をなんとか乗り越えてきた、そのために使った自分のリソースに注目します。その自分のリソースが、他人でも利用できるように箇条書きできれば、他人にも役立つでしょうし、なにより自分のこれからに役立ちます。自信をもって未来に立ち向かえます。サバイバルクエッションをまともに考え始めたとき、すでに問題志向は解決志向に切り替えられています。

しかも、「なにをやってもうまくいかない」から「うまくいくようにして欲しい」という、解決は他人任せというイメージが変わります。「なにをやってもうまくいかない」からお先真っ暗な未来を、「なにをやってもうまくいかない」にもかかわらず、なんとか乗り越えてきた、その自分の力で切り開いていこうというわけです。

これが解決志向です。

しばらくへこんだ状態が続いたら、自分自身に次のように問うてみてください。

「どうやってこのへこんだ状態をやり過ごしてきたんだっけ?」

「記憶は呼び出されるたびに不安定化する」という考え方があります。「記憶」は、どこか脳の中にあって、それを引き出してくる、といったものではなく、呼び出すたびにつくりあげられるものだというのです。だから、「記憶は呼び出した瞬間にこそ、変化のチャンスがある」というのです。

「なにをやってもうまくいかない」と思うとき、「なにをやっても」と例外を認めない過度の一般化が行われています。そして、例外なしに「うまくいかない」と決めつけられています。

もちろん、なにをやってもうまくいかない、いつもだめだ、という主観が確固としてあるからこそ、今、悩んでいるわけですから、「なにをやってもうまくいかない」は一定程度の心的な事実であって、それが嘘であるとかいうつもりはまったくありません。しかし、「なにをやってもうまくいかない」と認知してしまうと、過去の記憶は固定され、封印されてしまいます。それが変化のチャンスを逸す「二次的な」要因になってしまいます。

一方、「どうやってその状態を乗り越えてきたのか?」と問われると、自然と過去の記憶にアクセスすることになります。印象や気分の色に覆われた記憶が具体的に思い出されていきます。そして、新しい色合いがつきやすくなります。

第2章　未来の色を明るくする

偽の記憶

ここで記憶の不安定性を考えるために、偽の記憶について触れておきます。まずは幼児虐待によって多重人格が現れたとする主張を取りあげてみましょう。

「精神障害のための診断と統計のマニュアル」（ＤＳＭⅢ）で、俗にいう多重人格が解離性人格障害として記載されたころ、アメリカでは、幼児期の虐待が多重人格を生むのではないかという指摘がさかんに行われました。「解離」とは、たとえば、記憶喪失、多重人格、突然の蒸発などのように、自分と自分の意識の一体感が喪失した状態です。みなさんでも疲れたときなどに、自分が自分でない感じや、妙に自分を客体視できてしまうときがあるかと思います。その先で「自己同一性（アイデンティティ）」が失われる症例として、解離性人格障害、多重人格がとらえられるわけです。

父親の性的な虐待。彼女は意識を解離させ、忌まわしい記憶を抑圧した。大学一年、気がつくと手首にリストカットの跡。記憶がない。頻繁に意識がとぎれるようになり、リスカの痕跡。

自覚されない解離。別人格の数が増していく。多重人格、解離性同一性障害。解離によって自己同一性が保てなくなる障害だ。

この治療に催眠療法が用いられた。トランス状態から過去へと誘われ、虐待の記憶がよみがえってくる。幼児期の性的虐待、生贄としてささげられた闇の儀式。

こんな風にして肉親を訴える事案が複数発生しました。幼児虐待と黒魔術、その記憶を抑圧するために生まれた別人格、多重人格。まるでブームのようでした。しかし、それらの訴訟で明らかになっていったのは、肉親の性的虐待の事実ではなく、「偽の記憶」でした。催眠療法家とクライアントの共同作業で生み出されていく「偽記憶症候群」（ＦＭＳ：False Memory Syndrome）と呼ばれるものです。

抑圧された近親姦などの外傷的体験の記憶が、治療中に思い起こされることは少なくありません。日本でも、祈禱やお祓いのさなかにきつねつきのような状態になって、なにかを語り始めるシーンが紹介されることがしばしばありますが、ああしたトランス状態で、別人格が過去の因縁を語り出すことは、じつはそう珍しいことではないのです。そもそも、トランス状態とは真実に近い状態というわけではなく、暗示にかかりやすい状態にすぎませんから、トランスの場になんらかの意図があろうとなかろうと、ある方向に語りが導かれていってしまうことはよくあることです。

その被暗示性ゆえ、トランス状態で呼び出される物語には、文化的な背景やブームが色濃く現れます。三〇年ほど前ですと、アジアからやってきた人で統合失調症を発症した人の幻覚は、アジアの水の象徴、ヘビが圧倒的でした。八百万の神々が信じられた昔の日本人の脳には、それこそ八百万の神々があまた降臨なさったことでしょう。室町期では魑魅魍魎《ちみもうりょう》が跋扈したことでしょう。陰陽師も今よりははるかに容易に魑魅魍魎を呼び出せたことでしょう。江戸期ではお化け、今の日本では、守護霊や先祖霊、前世の因縁、それらにまつわる話が呼び起こされやすくなっていることでしょう。アメリカでは、ＵＦＯ話や悪魔教話、性的虐待話でしょうか。

催眠療法家は、彼女を過去へと誘った。今日こそは、これまで語られてこなかった空白の幼児期を明らかにしようと。

治療抵抗を示す彼女。拒絶、硬直、それでも問いかける療法家。

「そのとき、なにがあったのですか」「……」

「なにが見えますか」「……天井……」

「！　重い？」「だれかが……」

「！　だれ？」「……○○さん!!……」

療法家はついに真実をつかんだと確信した。またあの事実だ。


治療家の側になんらかの解釈枠が存在していれば、その解釈枠を強化していく共犯的な共同作業が治療の過程で進められやすくなります。治療者に悪意はなくとも、むしろ悪意がないほど、誘導は強固になります。クライアントも前もって知識があればあるほど、その知識に添う形の解釈を求めます。だから、テレビなどでの公開除霊やセミナーなどでの霊視は、心底その方法での除霊や霊視を望む人が集まる分、うまくいきます。

そういうものは真実ではなく意味がない、といいたいわけではありません。むしろ、記憶はそのように不安定で影響を受けやすいものなのだから、未来に役立つようにうまく利用したほうがいいのではないか、といいたいのです。たとえば、オーラの泉の文言の真実性はどうであれ、数世代にわたる生きる意味の物語が相談者に生きる力を与えることはありえるわけで、それならばその機能こそ生かしていこうというのです。

エリクソン、真昼の催眠術師

ブリーフセラピーの源流に位置する、ミルトン・エリクソンも催眠療法家でした。天才的な催眠療法家だったそうで、出会った人はすべて催眠にかかっていたという逸話もあるほどです。

興味深いのは、彼の催眠の利用の仕方です。エリクソンの場合、催眠によって「事実」を明らかにしようとか、因縁を解き明かそうとはしませんでした。偽記憶の話の問題点は、その真実性以上に、問題の原因の発見に向かった点にもあります。トランス状態で未来の解決を互いに探りあい、解決像に向けた具体的なアクションプランが合意されたとしたら、むしろ催眠は優れた解決技法になっていきます。

だとすれば、その際に、クライアントが解離した催眠状態にあるかどうかは大きな意味がなく、自己同一性をもった意識水準にあってもオーケーです。クライアントの意識が保たれている分、責任の所在もはっきりするし、その後のアクションプランもきちんと覚えていられるので、むしろ、意識がしっかりした状態で暗示をかけるほうが実生活上役に立ちます。

また、催眠によって（催眠でなくとも）明らかにされる時間は、過去である必要がありません。エリクソンは、過去に戻ってトラウマがあった時間を再体験する、いわゆる退行催眠も行ったそうですが、未来時間を過ごさせる方法も使ったそうです。催眠下で水晶玉を思い描いてもらい、そこに写っている三ヵ月後の自分を見つめる方法です。そうすると、そこで語られた未来は、たとえ記憶消去を行っても、実現してしまうのだそうです。

「朝起きたら、一番に窓を開けて空気を吸い込む」「顔を洗って、ビシッと叩く」、そういう具体的なところまで話を詰めておくと、そのような未来が実現してしまうのです。

ミラクルクエッション

ならば、最初からよりよい未来を具体的に想像し、そのためのリソース（役立つ材料）を探したほうがいい。そう舵をとったのが、ディ・シェイザーたちでした。

「ちょっと、想像してみてください」

「ある晩、あなたが眠りについているあいだに、奇跡が起こってしまいます」

「そして、あなたの抱えている問題が、解決してしまったとします」

「さて、眠っているあいだに奇跡が起こってしまったことを、あなたはどのようにして知るのでしょう?」

「なにが違っているのでしょう?」

「なにも知らないあなたのご家族は、奇跡が起こったことをどのようにして知るのでしょう?」


こうして「ミラクルクエッション」が生まれました。

「もしも奇跡が起こったら……」

こんな質問は意味不明です。虚をつく質問です。一瞬なにを聞かれたのかわけがわからなくなります。

しかし、過去に拘泥し目線が原因探しに向かっているときなら、その過去への拘泥を断ち切る質問にはなります。


「朝起きてまずすることはなんですか?」

「そのときは奇跡が起こったことに気づきませんかねえ?」

「歯磨きはいつもはどんなかっこうでするんですか?」

「そのときに変化はないですかねえ?」

「最初に会う家族は誰ですか?」

「そのとき、その家族はあなたの変化に気づきますかねえ?」……


できるだけ細かく、奇跡の翌日を、ビデオを見るように想像していきます。ストップモーションを使いながらビデオを見直しているかのようにチェックしていきます。こういう想像について語り合うことを「ビデオトーク」と呼びます。

さらにはその未来の自分に同化して、たとえば家族の顔を見ます。鏡に映る自分を見ます。こうして具体的なイメージができるようになると、それは脳にとっての事実になります。ビデオトークができてくると、未来が少しずつ実現可能性を帯びてきます。

黒沢らは、「じゃ、タイムマシーンに乗って、五年後のあなたをこっそり見に行こう。どんな様子かな?」といった質問を使います。「タイムマシーンクエッション」と呼ばれています。日本の小中学生では、タイムマシーンクエッションが入りやすいことが多いそうです。

イメージトレーニングは脳ではリアル

ちょっとお断りしておきますが、解決志向は、なんでも前向きならばいいというばかみたいなポジティブ主義ではありません。

「明るく行こう」「楽しく生きよう」「ガッツだぜ」、そういう抽象的なスローガンももちろん役に立ちます。役には立ちますが、なかなか具体的な次の一手が見いだせないこともあります。そこで、サバイバルクエッションやミラクルクエッションを使って、具体的で実行可能なアクションプランを思い浮かべようというのです。

具体的なアクションプランが思い浮かんでくるように、アクションプランにつながるリソースを探そう。解決を目指す肯定的な未来志向を維持しながら、具体性、実現可能性、実行可能性を担保していこう。それが解決志向です。具体的で、実現可能で、実行可能な行為を思い描くこと、それだけでも脳ではリアルです。

以前、NHKの企画で、子どもたちを速く走らせるプロジェクトがあり、協力したことがありました。三人の小学生男女が、陸上界のカリスマ、東海大学の高野進先生のところに弟子入りします。そこで、歩幅のとり方、腕の振り方、膝の使い方を教えてもらいます。さらに、身体の動かし方を具体的にイメージするイメージトレーニングを教えてもらいます。

小学生たちは、そのトレーニングを始める前に、わたしの研究室にやってきました。そこで、近赤外線で脳活動を調べる機器を頭につけ、自分の走りをイメージしてもらい、そのときの脳活動を調べました。それから一〇日間、高野先生のトレーニングを受け、ふたたび私の研究室にきます。そして、自分の走りをイメージしているときの脳活動を再度チェックしました。

高野先生がすごいのか、子どもたちがすごいのか、脳活動は大きく変わりました。

最初のイメージングでは、後頭葉と右の前頭葉が活動するくらいでした。後頭葉は視覚情報の処理をするところ、右の前頭葉もイメージを思い描くと活動しやすい場所ですから、おそらく自分の走る様子を、引きで見ているようなイメージはつくれていたのだと思います（口絵②左）。

トレーニング後、脳活動が一変します。今度は、前運動野、運動野、体性感覚野などが活動しました。これらは実際に運動しているときに活動する部位です（口絵②右）。

彼らはまったく身体を動かしていないにもかかわらず、脳は実際走っているかのように活動していたのです。彼らに聞いてみると、腿の筋肉、膝の関節、肘の軌道などが、かなり具体的にイメージできていたようです。

ここまでくればイメージトレーニングはトレーニングそのものです。実際に走るのに近い、リハーサル。訓練そのものです。

解決志向ブリーフセラピーのビデオトークも、結果として、この境地を目指しているといえそうです。まずは、ビデオに写る自分の姿を見るように、それから、そこに写っている自分の視点から世界を見るように、自分の筋肉や関節が動き出しているかのように、それを体感しているかのように、ビデオカメラは俯瞰的視線と自身の視線とを行き来し、体性感覚がリアルに反応していきます。

そのようにして生み出されたアクションプランなら、それが「無縁仏に一週間、お線香をあげる」とか、「諏訪大社にお祓いに行く」でも効果的なのです。サバイバルのコツが「ときどきお祓いに行く」であれば、その人にとってはお祓いに行くことで未来の不安が減じるわけです。それならば、お祓いに行くことはすばらしいリソースです。

今の不幸の連鎖を生み出しているのが、二世代前のご先祖が旅人を邪険にした因縁による、そういう説明がクライアントにもっとも得心できてしまうなら、無縁仏にお線香をあげることは、立派な、そして適切な、変化のためのリソースです。テレビでのスピリチャルな相談が議論を巻き起こしていますが、彼や彼女の目の前にいる人にとって、彼や彼女は正しいのです。

中心哲学と全体性

きつねつきでも前世の因縁でも、ＵＦＯでも、それが原因と思うことが解決に向けての「いつもと違う」一歩になるのなら、その事実性はある意味どうでもいいのです。解決志向ブリーフセラピーの中心哲学は以下の三つのルールです。

〈ルール１〉

もしもうまくいっているなら、変えようとするな。

〈ルール２〉

もし一度やって、うまくいったのなら、またそれをせよ。

〈ルール３〉

もしうまくいっていないのであれば、（何でもいいから）違うことをせよ。

（森俊夫、黒沢幸子『森・黒沢のワークショップで学ぶ解決志向ブリーフセラピー』ほんの森出版、二〇〇二）


前世だろうと、お守りだろうと、脳科学的な説明だろうと、クライアントが今までになく得心できるならばそれで十分。それで、未来の色が明るくなるなら文句なし。江原啓之さんや美輪明宏さん、細木数子さんの言説は、具体的なアクションプランを示す分、十分未来志向的に機能しているのです。誤解をおそれずいうのならば、だから効くのです。

もちろん、占い的な言説が真実だとか、正しく原因を特定して対処を考えることが無意味だとか、そういう主張をしているわけではありません。

集団全体、たとえば国全体とか、市町村全体とか、そういうマスに対する対策を立てるのなら、原因に対する正しいアプローチこそが必要です。「病は気から」は個としては役に立つ話でも、県が「病は気から、だから気持ちをしっかりもちましょう」などと施策を打ち出したとしたらどうかしています。

ただ、個人がなにかうまくいかない状態にある「気」がしていて、原因と結果の連鎖でにっちもさっちもいかなくなっているのであれば、それまで使ったことのない手をとりあえず打つのが正解です。その場合、その内容が問われないこともありうる、といっているのです。

やたらにお金がかかるとか、他人に不快な思いをさせるとか、社会的な副作用があったらお話にならないですが。

プラセボは脳では事実

こんな実験があります。

被験者に、痛みが起きる注射をすることを予告します。そのうえで、「注射のあとには、みなさんに鎮痛剤を飲んでいただきます」といいます。「鎮痛剤は効果があるのですが、それがどれほどの効果かははっきりしていません。あなたは、どのくらい効くと思いますか」

と質問します。

そして、被験者の鎮痛剤への期待を数値化しておきます。注射で起こる痛みを一〇としたら、鎮痛剤を飲むことで、いくつになるかといった具合です。その後、生理食塩水をあごの筋肉に注射して痛みを誘発します。

それから、被験者に「プラセボか鎮痛剤のいずれかを飲んでもらいます」といったうえで、被験者全員にプラセボを投与し、痛みがどうなったか、また数値化してもらいます。

プラセボとはみなさんご存じのように、偽薬のこと。有効成分は入っていないので、本来は鎮痛効果などないものです。結果、事前に鎮痛効果を高く見積もった人ほど、痛みが少ないと報告したそうです。値段の高いプラセボのほうが効く、という実験もありますから、高い相談料もそれなりに合理的です。

それだけではありません。そのときの脳活動を調べると、痛みがより緩和した被験者ほど、脳の側坐核のドーパミン活動が高まっていました。側坐核は、快感やその予測、期待度にかかわる部位です。治療薬に対する肯定的な期待が強い人のほうが、プラセボがよく効き、それが脳活動にもあらわれているわけですから、思い込みは脳にとって真実です。

「自分はじつはすでに解決の糸口をつかんでいた」
「奇跡は起こりうる」

そういう思い込みは、わたしたちの変化にとって必須です。それが事実であろうとなかろうと。

もちろん、わたしたちのもっている「なんでもできる」という全能感をいかに去勢していくかは、成長上の重要なテーマです。前頭葉は、想像力や、自信、なにをやってもいいんだという感覚をもたせてくれる脳ですが、同時に、自分の感覚や、身体の動きや、他人の心を知り、折り合いをつけていく脳でもあります。小さな子どもたちは、自分はなんでもできると思い込んでいます。周りは自分のためにあって当然とも思い込んでいます。そういう思い込みを去勢し、できることとできないことを理解して、なおできるようになることを目指す。それが成長していくということです。

正しい折り合い。それを生み出すのが、具体的な想像と、具体的な実践です。それから、具体的な評価です。役に立つリソースを見極め、プランニングし、実行し、反省して次のプランを立てていく。会社でよくいう、ＰＤＣＡを回せ。じつは「未来の記憶」の、すぐれたつくり方の一つです。

魑魅魍魎をつくり出す脳

会社でのプランニングとの差は、心の問題では儀式性がより重要であることです。

鳥取大学の東豊は、「虫退治」という興味深いカウンセリング技法を提案しています。たとえば、不登校の原因を「虫」であるとします。

「よーくわかった。君が学校に行けないのは、君のせいじゃない」

「ほら、君のここのところにいる虫のせいだ」

「こいつですよ、お父さん」

「こいつが原因ですから、みんなでやっつけてください」

「この虫と書いた紙を家にもち帰り、家族みんなでぐしゃぐしゃにして燃やしてください」

問題の原因に「形」や「名前」を与え、なにかをする。そうすることは、わたしたちの祖先が古くから行ってきた方法です。神、霊、仏、ご先祖様、もののけ、お化け、因縁、前世のむくい、風水……。わたしたちは、超常的なものかに因果を求め、それを封じる儀式をとおして心の安定化を図ってきました。お祓いもそうです。

超常的なものかも、また、われわれの脳や身体を基盤にしています。たとえば、わたしたちの眼は、暗がりでは、網膜細胞の周辺にあって明暗や動きに敏感な杆体《かんたい》細胞が働きやすくなります。そのために目の端を白黒の幽霊が横切りやすくなります。五感の入力を失うと、自ら内的に像を結び幻視や幻聴が生じます。「シャルル・ボネ症候群」といって、視力が極端に弱かったり、左右の視力の差が大きい人たちの中には、頻繁に幻視を体験する人がいます。平安の陰陽師、森の魔物、柳の下の幽霊、わたしたちは暗がりの中で、さまざまな擬人的な生き物を生み出せます。また生み出すことで心を安定化させます。

内耳の手術後、人工内耳の電源を入れるたびに幽体離脱をくり返すようになった人がいるそうです。その人が幽体離脱しているときの脳を調べると、自己のボディイメージにかかわるらしい縁上回と角回の境あたりと、生き物らしい動きを感じとることにかかわる上側頭溝の上部が同時に活性化していたそうです。自分の全体像を見ている感覚があり、それが生き物のように蠢く感覚があるのかもしれません。

同時に、そこに超越的な不思議さを感じとっているのかもしれません。というのは、上側頭溝の上部を刺激すると、神々しい光やあの世など臨死体験とよく似たイメージが呼び起こされるとの報告もあるからです。

修道女が神を感じているときの脳活動も調べられています。雰囲気読み、空気読みにかかわる前部帯状回、心の安定にかかわるセロトニンをつくり出す脳幹の縫線核などが活性化していたそうです。これらの部位はうつ病で活動が低下する部位でもありますから、神への思いは、うつ的気分や不安を減じ心を安定化させてくれるといえるのかもしれません。

元来人類は暗がりであったり一人であったりすると、不安やうつを抱えてしまう脳構造をもっているのかもしれません。そのために、心を安定させる装置として、神、霊、仏、ご先祖様、もののけ、お化け、因縁、前世のむくい、風水……、さまざまな「虫」を生み出してきたのかもしれません。

無神論の先で、科学を神の位置にもちあげることも、心の安定化装置をつくり出す営みにすぎないのかもしれません。場合によっては、科学という神より、八百万の神々に囲まれているという意識をもつほうが手っ取り早く、むしろ脳合理的ということも十分あるのではないでしょうか。

スケーリング、差異の発見

話を戻します。虫退治では、たとえば不登校の原因を「虫」とすることで、原因を本人の人格から切り離します。

いらいらするのは「イライラ虫」のせい。気分がなかなか晴れないのは「うつうつ虫」のせい。不安で不安でしょうがないのは「不安虫」。

なんでもいいですからとりあえずネーミングします。すると、イライラやうつうつや不安を、自分自身から切り離せます。

自分のせいではない。同時に、自分を見つめる自分がつくり出せ、イライラやうつうつや不安を、操作的に扱うことが可能になります。

ある種の状態を◯◯症候群と名づけたり、××病、△△障害と名づけたりして、その範疇を限定し、原因を探り、対応策を見いだしていくのは、医学や科学の常套手段です。たとえば、ＡＤＨＤ（注意欠陥多動性障害）とか、アスペルガー症候群とか、ネーミングをすることで、その特徴を明確にし、対応を研究していきます。このとき、その障害は、障害をもつ人の人格から切り離されていきます。「科学」とは「科」の「学」。「科」は分けること。対象を切り分けることに本質があります。

そもそも、わたしたちがものごとに「名」を与え世界を切り取っていくことは、存在不安の解消として生まれてきた出来事なのかもしれません。そうすることが心的な安定を生む、そういう脳的な基盤をわたしたちはもってしまっているのでしょう。そして、おそらくそれが、言語機能を支える脳構造です。

さて、虫を退治するための儀式がセラピストから提案され、虫退治に家族が一致団結していきます。虫の餌を調べ、弱点を調べていきます。なにが虫を元気にするか、なにが虫を弱らせ「やる気虫」のほうを元気づけるか。対象化して観察すれば、さまざまな力動が見いだされていきます。こうしたスリリングな展開は、東のたとえば『セラピスト入門』（一九九三）『セラピストの技法』（一九九七、ともに日本評論社）などを参照いただくとして、ここでは、わたしが相談室でよく使う、虫退治に「スケーリングクエッション」を混ぜたものを紹介します。

いい忘れましたが、わたしは大学で学生相談室長をしています。経験的にこのパターンは相当役に立ちます。また、こういう質問を浴びたときの脳活動から見て、脳的にも合理的なのではないかと考えています。

……

「それはきっとイヤイヤ虫のせいだね」

……

「で、先週もっともイヤイヤ虫が元気だったときはいつ？」

「そのときのイヤイヤ虫の元気度は、一〇点満点で何点くらい？」

「じゃ、今日一日で、もっともイヤイヤ虫が元気だったのはいつ？」

「そのときの元気度は？」

「えっ、今日のほうがましなの？　その差はどこからきたの？　なにかしたの？」

……

「イヤイヤ虫が元気になる餌ってなにかな？」

「イヤイヤ虫の嫌いなものは？」

……

「明日のイヤイヤ虫の元気度は何点くらいになりそう？」

「それ、〇・一点下げる工夫ってなんかある？」

……

「えっ、そんなこと本当にできるの？　本当？……まじ？　すごいね！」

点をつけてみると小さな差が見えてきます。小さな差が見えてきたら、その差にくいつき、小さな亀裂をぐっと広げます。亀裂の存在に心から驚き、小さな亀裂をグイッと広げると、じつはそこには以前から大きな差があったことに気づけます。

「えっ、三点？」

「〇点じゃないの!?」

「この不幸な状態の中で、三点をたたき出すコツってなにかあるの？」

わたしたちはこうした質問を受けたときの脳活動を観察しました。

すると、右のような段階的な質問で、前頭前野の活動がグッと上がっては落ち着き、次の質問で、またグッと活動を増していきました。単純に「脳トレ」ではあります（脳トレとはなにか、についてはあとの章で考察します）。

「予定記憶」「展望的な記憶」など、未来の記憶の障害は、前頭前野の傷害でしばしば起ります。また未来の記憶の基盤となる、ワーキングメモリの主役は前頭前野ですから、こうした質問によって未来の記憶が刺激された、という解釈もあり得ます。思考が働かないとき前頭前野の活動は低下しますから、未来の希望を失って活動を低下させていた前頭前野が、こうした質問によって未来に視点を移され、ふたたび活動を始めた、などとエレガントな解釈も可能かもしれません。

しかし、残念ながら、こうした脳観察だけでは、脳の中でどんなことが起こっているのか、本当はよくわかりません。特定できません。たとえば、前頭前野が活動を増すのは、音読、計算、ものづくり、会話、運動、麻雀、ＤＳ脳トレ、未来を考える、自己を認識する、他者を認識する、価値判断する、空気を読む、意思決定する、段取りを立てるなど、それこそ山のようにあります。

同じ行為をする場合でも、気持ちの込め方や、気合の入れ方で活動が異なります。ふつうはあまり前頭前野が活性化しないテレビゲームの場合でも、慣れない段階や、競争的な場面、気合を入れた場面では、グッと活動を高めます。

また、脳は場所特異的に活動するというより、ダイナミックにその情報処理ネットワーク全体を変えていくのがその本態でしょうから、前頭前野が活動したからといって、そのときなにが起こっているのかを特定するのは、原理的に難しいことです。

差を評価するドーパミン系

しかし、「で、先週もっともイヤイヤ虫が元気だったときはいつ?」「そのときのイヤイヤ虫の元気度は、一〇点満点で何点くらい?」「じゃ、今日一日で、もっともイヤイヤ虫が元気だったのはいつ?」「そのときの元気度は?」「えっ、今日のほうがましなの?　その差はどこからきたの?　なにかしたの?」といった質問によって小さな差を見いだすことが、脳でどのように表現されているかについては少しずつわかり始めています。

ここでは、銅谷らの強化学習モデルから考えていきたいと思います。銅谷らのモデルは、生理学的な知見と脳の計算論から生み出されたモデルで、fMRIなどを用いた脳機能研究によって実証されつつある興味深いものです。まず、サルの報酬実験から、ドーパミン系が予測と現実の差に対して反応し動機づけにかかわる様を見てみましょう。

シュルツらは、サルを使って次のような実験を行いました。ランプが点灯してその下にあるレバーを押すと一滴のジュースがもらえるようにしておきます。このときサルのドーパミン系に電極をつけておきます。すると、ジュースがもらえたときドーパミン系の活動が増します。ドーパミン系がジュースという報酬に反応したように見えます。

しかし、学習が進むと、ジュースをもらったときの反応が小さくなり、ランプが点いた時点での反応へと移行していきます。最終的には、ランプが点いたときにドーパミン系が活動し、ジュースがもらえた時点では活動しなくなります。サルはランプとレバーとジュースの関係を理解し、ランプ点灯によってジュース（報酬）の到来を予測するわけです。しかし、予測どおりに報酬が得られた場合にはドーパミン系の活動は増さないわけです。

たとえていえば、給料日に給料をもらうことは、最初のうちはドーパミン系の活動を促しますが、給料日に給料をもらうことが当然になってしまうと、給料をもらってもドーパミン系は活動しないということです。逆に給料日に入るべき給料が入っていないと愕然として失望するわけで、サルの場合でも、この学習が成立してからジュースの出るべきタイミングでジュースを出さないとドーパミン系はほぼ停止します（ドーパミン系は通常時でも活動していて、それがほぼゼロになります）。

どうやら、ドーパミン系の反応は、「報酬に対する反応」＝「快感」として働くだけではなく、快感の予測、報酬の期待によっても活動し、さらに、実際と期待の差を表現しているようなのです。そのため、右のような学習が成立すると、報酬の期待が生じるランプ点灯時にドーパミン系が反応するようになります。そして、ランプが点くとジュースがもらえるのが「当然」になると、期待と実際の差がなくなり、ドーパミン系の反応はなくなるのです。

これが「強化学習」と呼ばれるもので、報酬を得られた時点での、「実際」と「期待」の差をゼロにする方向で行動が強化されていきます。ここではサルがランプが点いたらレバーを押すという行動が出現確率を高めていきます。

「えっ、○点じゃないの？」

「その差はどこからきたの？」

こういう質問は、過去についての漠然とした低い自己評価を高めるきっかけになります。「あっ、そこそこできていたんだ」と気づきが促されれば、それが報酬であったと認知されます。過去の色が変わり、未来の色も変わってきます。

「明日は何点になりそう?」

「その差を、〇・一点だけ上げるのに役立つことはないかなあ?」

などと問うことは、未来の報酬を想像させます。スケーリングを使うと、小さな差が報酬として再発見されて、そこで見いだされた行動を強化するきっかけになります。

強化学習とドーパミン系とセロトニン系

強化学習は、ある種の行為の出現確率があがっていくような学習です。勉強をしていい成績がとれて、それが報酬になってさらに学習に邁進するとか、ちょっとした工夫でうまく営業ができ、さらに工夫をしていくようになるとか、そういうポジティブな側面から、ちょっと時間があってパチンコ屋に立ち寄ったら一〇万勝ちしてしまい、パチンコが病みつきになったとか、ゲームの即時報酬性がたまらずやめられなくなったとか、困った行動の強化も含む学習です。この学習には、いくつかの重要な要素があって、それらが脳を広範に調整するドーパミン、ノルアドレナリン、セロトニンなどのモノアミン系におおむね対応するというのが、銅谷らの考え方です。ここでは「誤差」と「割引率」について触れます。

まず「誤差」です。

報酬の予測と実際に得られた報酬の「誤差」をドーパミン系の活動が表現していて、その誤差を小さくする方向で行動が強化されていきます。これがシュルツのサルの実験で示されたようなドーパミン系の振る舞いです。

動物に芸を教えるとき、芸のスタートを宣言して、求める芸ができたら餌を与えます。すると、芸のスタート宣言時点でドーパミン系が活動するようになり、それを小さくするように「芸」が実行されるわけです。そうすることで「芸」が強化されます。

たとえば、パチンコを打つといいことが起こる、という無意識が強固に成立してしまうと、たとえ大負けしてもパチンコ屋に行くという行為が強化され続けるわけです。危機を回避することに成功した場合も、報酬を得た場合と同様に側坐核でドーパミンの放出が増しますから、「負けなかった」だけでも行動は強化されていきます。

興味深いのは「割引率」という考え方です。

これは、どのくらい未来の報酬まで考慮するかを示します。たとえば同じ一万円をもらえるという報酬でも、今もらえる場合と、一週間待てばもらえる場合では違います。ふつうは時間に応じて割り引いて考えられ、今の一万円のほうが報酬としての価値が大きくなります。

では、今なら五万円もらえるが、一週間待てば六万円もらえるという場合は、どちらを選択するでしょう。二日待てば、五万五〇〇〇円もらえるという場合はどうでしょう。明日なら五万三〇〇〇円というときはどうでしょう。

こんなふうに問われたときの結果を、縦軸に待つ期間、横軸に元の報酬と待てばもらえる報酬の比でプロットしていきます。そうすると、個人差は出てきますが、個々人の描くカーブはおおむね同じになることが知られています。気の長い人と、気の短い人がいるわけです。実際、このカーブが急な右上がりの人は衝動性が高くなるのだそうです。

銅谷らは、短期報酬を比較する場合と、先ざきの報酬を加味した判断を行う場合の脳活動を比較しました。被験者は、画面に提示される三種類の図形に対して左右二つのどちらのボタンをどう押すかを迫られます。短期報酬を比較する場合には、被験者は単純に各図形に対して、より多くの報酬金額を与えるボタンを押すことを学習していきます。一方、先ざきの報酬を加味した場合には、目先の利益だけを追うと結局なにも得られず、短期的には損をしたほうが、結果的に利益が得られるようになっており、損して得取ることが学習されていきます。

結果、短期報酬の比較では、前頭葉の下部や大脳基底核の一部に、長期報酬では前頭葉の外側部や頭頂葉、大脳基底核、小脳、脳幹でセロトニンを伝達する細胞を多く含む縫線核に活動の増加が見られたそうです。さらに、被験者の脳活動データを強化学習の理論モデルに基づいて解析し、前頭葉と側頭葉のあいだに位置する島皮質の下部から上部に向けて、短い時間スケールから長い時間スケールまでの報酬予測値と相関する脳活動マップを見いだし、線条体では、その下部から上部に向けて、短い時間スケールから長い時間スケールでの報酬予測誤差に相関する活動マップを見いだしました。線条体の下部には側坐核が含まれてきますから、ドーパミン系の活動と「誤差」のかかわりを示す証拠にもなります。

また、興味深いことに、セロトニンのもとになるトリプトファンを欠乏させると、長い時間スケールの活動が弱まり、逆にトリプトファンを増やすと強まるそうですから、「割引率」にセロトニン系の活動がかかわることが示唆されます。以前から、うつ病ではセロトニン系の活動が低下していることや、衝撃的な行動とセロトニン系の活動低下のかかわりが指摘されていますから、セロトニンの活動低下によって目先の苦難や誘惑にとらわれやすくなり、長期的な展望をもとに行動できなくなることにつながることを示すこの結果は、きわめて興味深いものがあります。

この結果から想像されることは、「待てる心」をもつことが、未来を高く見積もることにつながるということです。そして、行動の強化にはこの「待てる心」の醸成が欠かせないであろうということです。

待てる心と未来の記憶

わたしたちは、パチンコを打っているときの脳活動を調べています。人気のある台、よくつくり込まれているのに人気が出なかった台、ヘビーユーザー、ライトユーザー、さまざまな組み合わせで調べてきました。

その結果、人気のある台ほど、急速に大脳新皮質の活動が低下することがわかりました。わたしたちは、つい、わくわくどきどきの大興奮を提供する台こそ人気が出る、人気のある台では、ユーザーはみな興奮している、と思いがちです。しかし、結果はま逆。海シリーズ（ハイパー以外）や京楽系やニューギン系のいい台ほど、急速に大脳新皮質の活動が低下します。落ち着いてくるのです。

だからこそ、時間を忘れて長時間遊戯が可能になるのです。この点は、人気の高いゲームタイトルでも同じです。人気の本体は興奮ではなく鎮静化。鎮静化の中に現れる興奮が際立つわけで、セロトニン系やGABA系の活動を推測させる鎮静化こそ快を支え、ビッグヒットを支えています。強化学習を生むような適切な報酬の仕組みと、待てる心を醸成する仕組み。これらが共存するコンテンツでないと長もちしないということです。

翻って、未来の記憶を希望色に染めようとする解決志向ブリーフセラピーでは、質問群の根底に「コンプリメント（肯定と称賛）」が潜んでいます。どんな場面でもリソースを探そうとすることは、自己効力感を高め待てる心の醸成につながります。未来の記憶が暗い色に覆われそうになったら、次の質問のどれかを思い描いてください。そうして、未来をつくっていってください。

「これまで、どうやって乗り越えてきたんだろう」
「もしも奇跡が起こったら、その翌朝は……」
「明日を○・一点だけましにするのに役立つことってなんだろう」

第3章　未来の記憶を支える過去

記憶が自分をつくる

ここで、そもそも「未来の記憶」とはなにか、改めて考えておきたいと思います。理屈のこねまわしのような話が多くなりますから、うっとうしいと思った方は、読み飛ばしてください。

わたしたちはそもそも「記憶」と聞くと、「過去」を連想します。

「パウダースノーに誘われて、谷間へ谷間へとシュプールを描いていった」
「引き裂かれた心、その痛み」
「昨日番組で食べた赤飯まんじゅうの味は微妙だった」

「善光寺は北京オリンピック聖火リレーの出発点を辞退した」
「リンリンは天寿をまっとうした」

このような過去の出来事の記憶を、「エピソード記憶」といいます。『スターウォーズ』はエピソードⅠ、エピソードⅡなど過去の出来事の集合体なわけです。このエピソードが脳に蓄積されれば、エピソード記憶。エピソード記憶は画像や音の記憶からなり、多少前後しても時間の流れが存在しています。映画やビデオのような記憶です。

エピソード記憶には種類があります。最初の三文のように「自分にかかわる出来事の記憶」と、最後の二文のように「社会的な出来事にかかわる記憶」です。

「パウダースノーに誘われて、谷間へ谷間へとシュプールを描いていった」「引き裂かれた心、その痛み」「昨日番組で食べた赤飯まんじゅうの味は微妙だった」。自分に直接かかわるエピソードです。

「善光寺は北京オリンピック聖火リレーの出発点を辞退した」「リンリンは天寿をまっとうした」。右の三文よりは社会的な出来事の様相が強くなっています。

もちろん、この区分は概念上のことです。あくまで相対的な話で、実際には、自分にかかわることなのか、社会的な出来事なのか、はっきりと線引きすることはできません。最後の二文を考えても「社会的な出来事」といえば「社会的な出来事」ですが、テレビやニュースでそれを見たという「自分の体験」だといえば、「自分の体験」でもありますから。

それでも概念上はエピソード記憶を区分することができ、とくに自分にかかわる出来事の記憶は、「自伝的記憶(autobiographical memory)」と呼ばれ、特別視されています。

この自伝的な記憶こそが、わたしたちがわたしたちであること、自己同一性を支え、つくりあげることに深くかかわると考えられているからです。

「小さいころ、親に連れられて伊豆へ海水浴に行った」
「中学時代は人と接するのが苦手だった」
「就職試験ではえらく緊張して頭が真っ白になった」

これらの断片的な記憶の集積が、「自分」をつくりあげています。こうした断片のどれもこれもが、「自分」の記憶であると思え、決して他人の記憶ではないと確信できるからこそ、

「自分」が自分であると確信できます。昔の自分と今の自分は「同じ」だと思えます。

自伝的な記憶の蓄積によって、自己同一性が担保されるわけです。逆にいえば、「自分」なるものはそれだけ不安定なのです。この不安定さをつなぐ脳的な基盤が進化史上のどこかで生まれ、この地球上に「自我」「自意識」なるものが出現したのでしょう。また、個々人の生育史のうえでも、二、三歳ごろから自意識が明確になり始め、思春期にふたたび自我が形成されていきます。自伝的な記憶はその形成期や移行期に強く残ります。

余計な話ですが、自伝的な記憶が自我の形成期や移行期に強く残りやすいことは、商品開発やサービス展開で、しばしば利用されています。母親の自我の形成期の記憶を呼び起こそうとするリカちゃん人形の仕掛け。中高年の思春期記憶を呼び起こそうとする六〇年代ブーム、七〇年代ブーム、八〇年代ブーム。昭和レトロ。おもちゃブーム。パチンコ台のモチーフやキャラクターの選択では、ターゲットの世代を特定したうえで、その世代が思春期に自己投影したアニメや映画を利用するのが常套手段となっています。

未来の記憶とは

さて、エピソード記憶は過去についての記憶です。記憶といえば過去の話、当たり前のことのように思えます。

しかし、その一方で、わたしたちは「明日の予定」を「記憶」することができます。もっと遠くの将来像を展望し記憶することもできます。これも記憶の一種です。

「明日はあの人に会い、あの仕事をまとめよう」

「帰りにポストに手紙を入れよう」

「明日もあさっても、この鬱々とした気分は晴れないだろう」

「今晩奇跡が起こる」

この「予定」や「予想」は、過去に起こったことではありません。今、起こっていることでもありません。これから起こることや、起ころうとしていること、起こって欲しいこと、しようと思っていることです。

「記憶」を過去のものだと考えるとすれば、「予定」や「予想」、「願望」や「展望」を、「記憶」と呼ぶには抵抗があります。しかし、スウェーデンの精神科医で神経科学者のデイビット・イングバールは、約束が守れなくなったり、無計画になったり、場当たり的になったりと、予定や予想が特異的に障害される患者さんがいることから、これらの記憶を「展望的な記憶（prospective memory）」と呼び、記憶の一種に位置づけました。

今日、三時から会議があるとします。

未来の予定を記憶する力がないと、「今日、三時に会議」「今日、三時に会議」「今日、三時に会議」……と、それこそ一日中いい続けなければ会議に出られません。しかし、幸いなことに、そんなことをしなくても、わたしたちは、三時近くになるとうまいこと「会議」を思い出したりします。そうして会議に出ることができます。予定や予想を「記憶」しておく力は、とても役に立ちます。なければとても困ります。

二階に本をとりに行くときも、「本をとってくる予定」を意識的にか無意識的にか覚えているからこそ、二階で右往左往することもありません。予定を立てて「記憶」して、その記憶がなぜかうまいタイミングで思い出されるからこそ、わたしたちは日常生活を正常に送ることができます。

もっとも、歳をとってくるとこの手の記憶が薄れやすくなります。カレーをつくるつもりでスーパーに買い物に行ったのに、「なにを買うつもりだったのかしら？」。約束が三つ四つ重なると、最初の約束がきれいさっぱり。話をしているうちになにを話そうとしていたのかわからなくなったり。そういうことがよく起きるようになります。

わたしを含め、中高年にとっては身につまされる話です。このあたりの話は「未来の記憶」としてお話しするより、ワーキングメモリーの問題として扱うほうが適切ですから、章を改めて触れます。

未来は気分を引き連れる

さて、わたしたちは、「明日はあの人に会い、この仕事をまとめよう」などと予定を立てるとき、なぜかはつらつとして意欲に満ちてくることもあれば、重たくいやな気分になるときもあります。会う相手が過去に失敗をなじられた相手であったり、ウマが合わない相手であったりすれば、会うのが億劫になります。面会の予定を思い浮かべただけで、朝から暗澹たる気分になってしまいます。

逆に、相手の仕事に強い興味があったり、目標の人だったり、憧れていたり、その人と会いさえすれば仕事の展望が一気に開けそうだったりすれば、面会日の朝から明るい気分になってきます。

このように、「予定」には気分の色がついてしまうことがあります。その色が不安一色に覆われてしまうと、なかなか生きづらくなってきます。だったら「不安」などなければいいのに。暗い気分など不要なのに。そう思います。

が、「不安」を抱えてしまうのは、長い進化の歴史の蓄積の結果です。たとえば、アフリカの草原で水を飲むヌーを想像してください。ヌーが水飲み場でゆっくりくつろぎ水を飲んでいるときに、ライオンに襲われたとします。ヌーの脳や身体には危険を知らせるアラームが鳴り響き、心拍数が上がり、末梢の血管が収縮して血液が心臓や大きな筋肉に集中し、逃走や闘争に備えます。

幸いにして逃げおおせたとしましょう。その後、同じ水飲み場に向かうときが肝心です。なぜか不安に覆われ、普段よりは歩みが遅くなり、周りをよく見回し、生き物の気配に気を配る。そういう行動をとれる個体のほうが、危機を回避できる確率があがります。ライオンに襲われた恐怖をまったく思い出さない、出せないとすれば、生き物としては危険です。その個体は子孫を残しにくく、結果、危機を予感し、不安を呼ぶシステムをもつもののほうが子孫を残しやすくなります。

こうしてわたしたちは、生き物の系譜の中で、危機を学習するメカニズムを保存し、不安を事前に再現できるメカニズムを洗練させてきました。もちろん、水飲み行為のたびにひたすら不安を感じ、いっさい水を飲めなくなってしまっては生存確率どころではありません。水を飲みたい欲求と不安をうまくバランスさせるメカニズムが、生き物たちのサバイバルをとおして選択淘汰されていくわけです。

ゾウリムシが弱酸性の化学物質に対して接近し、食塩水に対して遠ざかろうとするのも、遺伝子に書き込まれたこういうメカニズムの原初的な現れです。アメフラシは危険を感じると鰓を引っ込めますが、同じ刺激をくり返すと引っ込める度合いを少なくします。これは、危険との折り合いの学習だと考えることもできます。

おもしろいことに、生き物が危険や不安と付き合うメカニズムは、どこかで共通の基盤をもっています。たとえばアメフラシのこの学習（馴化《じゅんか》学習といいます）には、セロトニンが深くかかわっています。セロトニンの関与がないと、鰓刺激に慣れていくことができませんし、久しぶりの刺激に対して強く反応することもできません。一方、われわれでは、セロトニン系の働きを調整するＳＳＲＩ（セロトニン再吸収疎外剤）を、不安障害やうつ病の治療薬として用いています。待つ心の醸成にセロトニンがかかわるらしいことはすでに触れました。

どうやら、生き物が危険や不安と付き合うメカニズムは、進化の歴史の中で保存されているようです。そしてその基盤の上に、種ごとにさまざまな機構を付け加えながら、その複雑さを増していっているようです。

記憶は気分を引き連れる

「近づくべきか」「遠ざかるべきか」

わたしたちの脳には、この判断に強くかかわる構造体があります。扁桃体です。アメフラシにはありません。その名のとおり扁桃（＝アーモンド）の形をしていて、左右二対あります。

扁桃体は側頭葉の内側に位置する大脳辺縁系の重要な構成要素です。大脳辺縁系は感情や情動に深くかかわる部位で、とくに哺乳類の脳で共通に発達した一群の神経核のつながりです。なにをもって大脳辺縁系と呼ぶのか、その区分の仕方はさまざまですが、一般的には、扁桃体、海馬、中隔、帯状回、前頭眼窩皮質、視床前核、側坐核、視床下部などが大脳辺縁系の主だった要素です。

哺乳類にとっては、母の匂いを「いい匂い」として記憶することは、お乳を得るうえで必須です。ですから、この大脳辺縁系はとくに嗅覚を記憶することにかかわって、「いい匂い」を「記憶」する機構として発達したと考えられています。

その主役が扁桃体と、記憶をつくり出すことに深くかかわる海馬です。中でも扁桃体は情動、とくに、個体の生存、種の維持に有利か否かなど生物学的な価値判断（生物学的一次判断といいます）にかかわり、自律神経機能、覚醒―睡眠、注意、運動制御の調節などに大きな影響をもちます。

扁桃体に障害を与えられたサルでは、本来、恐怖・嫌悪を示すヘビやクモを見せてもなんら恐れる反応を示しません。ヒトでは残酷な映像など強いストレスをもたらす刺激で扁桃体の血流量が増加します。

また、好きな食物に強く反応する神経細胞が扁桃体で見いだせる一方、その食物を食べた直後に気分の悪くなる薬を与えると、扁桃体の活動の仕方が変わります。好みの記憶にも扁桃体が深くかかわるわけです。サルでは笑顔の写真、ことに飼育者の笑顔の写真に対して、扁桃体（恐怖反応にかかわる部位とは異なる部位で、むしろ恐怖を抑え好ましいと判断する部位です）が強く活動することが知られ、子どもの健全な発達にとって家族や身近な者の笑顔がきわめて重要であろうと指摘されています。

さて、この扁桃体が恐怖に対して反応を高めた場合でも、好みに対して反応した場合でも、その活動が増すと、記憶をつくり出すことにかかわる海馬に、五感からの情報や蓄えられた記憶などが流れ込みます。そのためのゲートが開きます。こうして、五感情報や記憶情報が海馬で新しい結びつきを与えられ、新しいエピソードが組みあげられていきます。

ですから、扁桃体が興奮するような、すごく嫌なことは嫌でも忘れにくく、逆にすごくうれしかったことも記憶しやすいのです。記憶は、その機構上、情動や気分と切っても切れないかかわりにあるのです。

余談ですが、だからこそ受験勉強などで「これだけは覚えておかなければ」と強く思うことは記憶の定着を助けます。「これはものすごく重要だ〜!」「そうだったか! 感動だ〜っ!」とか恥ずかしくなるほど心を動かしたほうが、扁桃体が活動して記憶が定着しやすくなります。「イタイ」盛りあがりは、痛い分記憶的です。はたから見ると「イタイ」マニアがマニアたる記憶力をひっさげるのも当然です。

そこだけラインマーカーの引き方に力を込める、なんてオーソドックスな方法もオーケーです。また、エピソード性をもたせた記憶のほうが定着しやすいですから、結局、歴史なら歴史でその流れを理解するのが記憶の近道です。「理解こそ記憶の王道」で、たくさん勉強した結果、とくに覚えるべきことだけが目につくようになってくると、ますます記憶効率があがります。最善の記憶法は、結局は「べた」な方法です。特別な方法があるわけではありません。

写真療法、自伝的な記憶の修正

さて、過去に起こった出来事の記憶をエピソード記憶と呼び、そのうち、とくに自分の行動や感情の記憶を「自伝的な記憶」と呼ぶという話をしました。

「今日は雪かきをした」
「おとといはワインを飲んだ」
「三日前のいざこざがまだ尾をひいている」

そういうエピソードの担い手が、どの場面でも自分であると思えるからこそ、「自己同一性」が担保できます。

考えてみれば、時々刻々、代謝などで変化している自分を、自分であると思い続けられるということは不思議なことです。極端ないい方をすれば、三ヵ月もすれば今自分を構成している分子は、飲食や呼吸によって取り込まれた分子に入れ替わるわけで、物理的には「同じ」身体などではありません。脳にしても、日々過ごしていれば、知識やエピソード記憶が増え、そのことはニューロンの発芽やダイナミックなネットワークの組み換えに裏打ちされているわけですから、今の脳といっさっきの脳を比べてみても、両者のシステムは大きく異なっているはずです。

それなのに、「自分は自分」と思い込めること、自己が同一であると思い込めることはじつに不思議なことです。そして、その不思議さを支えている中核に、自伝的な記憶があるわけです。

ですから、自伝的記憶をわずかに変化させることで、自我の危機に対応していくことも可能です。その方法が解決志向ブリーフセラピーの質問群だったりするわけです。

わたしの知り合いに写真療法を推進している人たちがいます。病に痛んでいる人たちの写真を撮ったり、その人たちに写真を撮ってもらったりします。それらをコラージュしてスクラップブックにしてもらいます。コラージュ療法の写真版です。そうすることで人の心を癒そうというのです。

この写真療法の中核にいる酒井貴子さんは、彼女自身ががんを患った経験をもち、そのときに、写真に出会って癒されたのだそうです。なにをやっても元気になれなかったのが、写真を撮り、旅に出、それらをまとめることで快復していったのだそうです。そういう経験を少しでも広めていきたいというのが、写真療法推進のモチベーションなのだそうです。難病を抱えた子どもたちのいる病院で活動したり、末期がんのホスピス病棟で活動したり、その人材を育成したり、関連の研究をコーディネートしたり、その活動には本当に頭が下がります。

さて、写真に写っている患者さんは笑顔です。わたしたちはカメラを向けられると、ニッコリ微笑んでしまう習性をもちます。そのために写真に写った表情は、実際よりずいぶん明るく、つらい痛みや社会的な傷を覆います。

静かに微笑むみなさんの写真は、みなさんのエピソード記憶を明るい方向に修正していきます。家族の闘病記録が希望ある暖かいものに変わっていきます。そもそも記憶に気分や情動が不可分に結びついている分、エピソードの記録をほんのわずか柔らかくするだけで、自伝的な記憶が明るい色彩を帯びていくのです。

記憶の不安定

わたしたちは、過去をほぼ完全に覚えていると思っています。

たとえば、わたしは二〇〇八年二月二〇日、サッカーの東アジア選手権を見ました。中国と日本の試合です。どう考えてもおかしな判定が続きました。鈴木啓太と中国選手が小突き合いになって、互いにイエローカードを食らった場面。中沢がフリーキックの遅延行為でイエローカードを食らった場面。腹が立った分、よく覚えています。岡田監督の憮然とした表情も忘れられません。

「ハンドボールだけではないな、審判問題は」、などと結構のめり込んで見ていましたから、「あのサッカーの試合覚えている?」と聞かれたら、「まあね」と答えます。しかし、「試合を見た」「その試合、知っている」という強い感覚はあるものの、試合の細部について聞かれると、それほど覚えていないものです。

映画やドラマなどでもそうです。そのタイトルは「見た」という強い感覚(知っている感じ)はあるのですが、実際に見直してみると、「こんなシーンあったっけ」「へ〜そうだったんだ」ということの連続です。

カラオケも聴いたことがあるから歌えそうな気がしても、実際に歌の細部の記憶があいまいで、歌詞があってもなかなか難しいものです。昔の曲などは、「知っている感じ」はとても強いのですが、中身はほとんど失われています。

こういうことが起こるのは、とくに記憶力に問題が生じているからではなく、記憶とはそもそもその程度に不安定だからです。わたしたちは一カ月前のことなど、事実のとおりに思い出せるものだと考えがちですが、実際には五〇%前後の記憶があいまいになっていたり、入れ替わったりしているのだそうです。

また、わたしたちは、記憶をつくる、記憶を保持する、記憶を思い出す、など、「記憶」を主語にして「記憶」を扱いがちです。そうすると、「記憶」なる実体、「記憶なるもの」が確固として存在するかのような錯覚に陥りがちです。

しかし、実際の記憶は「ここにある」「もの」といった性質のものではありません。一種の「状態」です。それも年がら年中変わっていく状態です。神経ネットワークの立ちあがり方や、シナプスなどでのタンパク合成、グルタミン酸による後シナプスの刺激、GABAによる抑制、ドーパミン、セロトニンなど神経伝達物質による修飾、Gタンパク質、キナーゼなどによる過程、CREBなどによる転写遺伝子の発現、受容体の遺伝子多型、神経栄養因子のかかわりなど、どれ一つとっても動的なシステムで、固定的な「もの」の様相はあてはまりません。

認知科学の基礎をつくったヘッブは、ニューロンどうしがある重なりをもちながらネットワークを形づくり、かつそれらがダイナミックに変化していくのが脳の情報処理の形であろうと考えました。「セル・アセンブリ（細胞集成体）」という考え方です。

動的でゆらぎをもって変化するのに、ある状態であり続けるという奇跡、それが記憶です。まったく同じ神経ネットワークが再現されるわけでも、完全な履歴がそこにあるわけでもありません。

呼び出されるたびに不安定化する記憶

記憶研究の大御所、スクワイアは、大脳の連合野に形成される記憶ネットワークの安定化には海馬が重要な役割を果たすと考えています。

彼らは、海馬や海馬傍回が障害されて生じる健忘が長くても数年単位であり、古い記憶は障害されないことを引き合いに出し、海馬・海馬傍回は大脳新皮質の連合野に記憶のネットワークができあがるまでのあいだ、この記憶ネットワークをつなぐ結び目の役割を果たしていると考えます。一定期間、海馬・海馬傍回↔大脳新皮質連合野でネットワークが形成されれば、海馬・海馬傍回の結び目がなくとも大脳新皮質連合野単独で記憶ネットワークが維持できるようになり、それが長期記憶なのだと考えています。だからこそ、「古い記憶」＝「大脳新皮質連合野のみで維持できる記憶」は、海馬・海馬傍回が損傷されても障害されないというのです。

一方、藤井らは、同じく海馬・海馬傍回の損傷で古い記憶が失われにくい例を使って、異なる説明を展開します。

彼らも、海馬・海馬傍回↔大脳新皮質連合野が記憶ネットワークの形成の場であり、海馬・海馬傍回がそのネットワークの結び目であると考えています。しかし、その結び目が記憶を思い出すたびに増えていくと考える点でスクワイアらとは異なります。彼らは記憶の形成、固定が一定期間で終わるとは考えておらず、ほとんど終生続くと考えます。

記憶が再生され呼び出されるとき、その文脈に沿って新たな結び目ができあがるというのです。だからこそ、古い記憶ほどくり返し再生され、新しい文脈を付随させ、その分、海馬・海馬傍回に結び目を増やしていくので、海馬・海馬傍回が損傷されても古い記憶が失われにくいというのです。

スクワイアらも藤井らも、海馬・海馬傍回を含むネットワークのくり返しの再生なしには記憶は定着しない、と主張する点では同じです。しかし、スクワイアらの説明ではいったん大脳新皮質の連合野に記憶ネットワークができあがれば、それは独立的で、うまくアクセスできれば、ほぼいつでも同じ記憶内容を参照できることになります。一方、藤井らの説明では、記憶は再生のたびに、再生された文脈に基づいて記憶が読み込まれます。つまり記憶は、呼び出されたときにつねに再構成されていると考えるわけです。

それが記憶の不安定さを生み、同時に記憶や知識が深みを増していく理由にもなるのです。記憶を呼び出すたびに海馬・海馬傍回でその結び目がどんどん増えていくとすれば、ある事柄の記憶のネットワークは歳をとるほど豊かになっていくことになります。結び目が増えるということは、理解の仕方のバリエーションが増し、理解がより深まっていくことにもなります。

歳をとるほど知識に味が出てくるわけです。そして、うまい過去へのアクセスが、うまい「未来の記憶」をつくることにもつながるわけです。

「これまで、どうやって乗り越えてきたんだろう」

「もしも奇跡が起こったら、その翌朝は……」
「明日を○・一点だけましにするのに役立つことってなんだろう」

未来の記憶をうまい色に染めてください。

三秒でつくる新しい未来

くり返します。

「これまで、どうやって乗り越えてきたんだろう」
「もしも奇跡が起こったら、その翌朝は……」
「明日を○・一点だけましにするのに役立つことってなんだろう」

三秒間、頭に思い描くだけで結構です。南無阿弥陀仏にしくよしもがな。わたしたちは今、わたしたちのお念仏を手に入れようとしています。

「これまで、どうやって乗り越えてきたんだろう」

「もしも奇跡が起こったら、その翌朝は……」

「明日を○・一点だけましにするのに役立つことってなんだろう」

こう唱えることで、未来の記憶があなた好みの色合いに変っていきます。

第2部
今の記憶の鍛え方

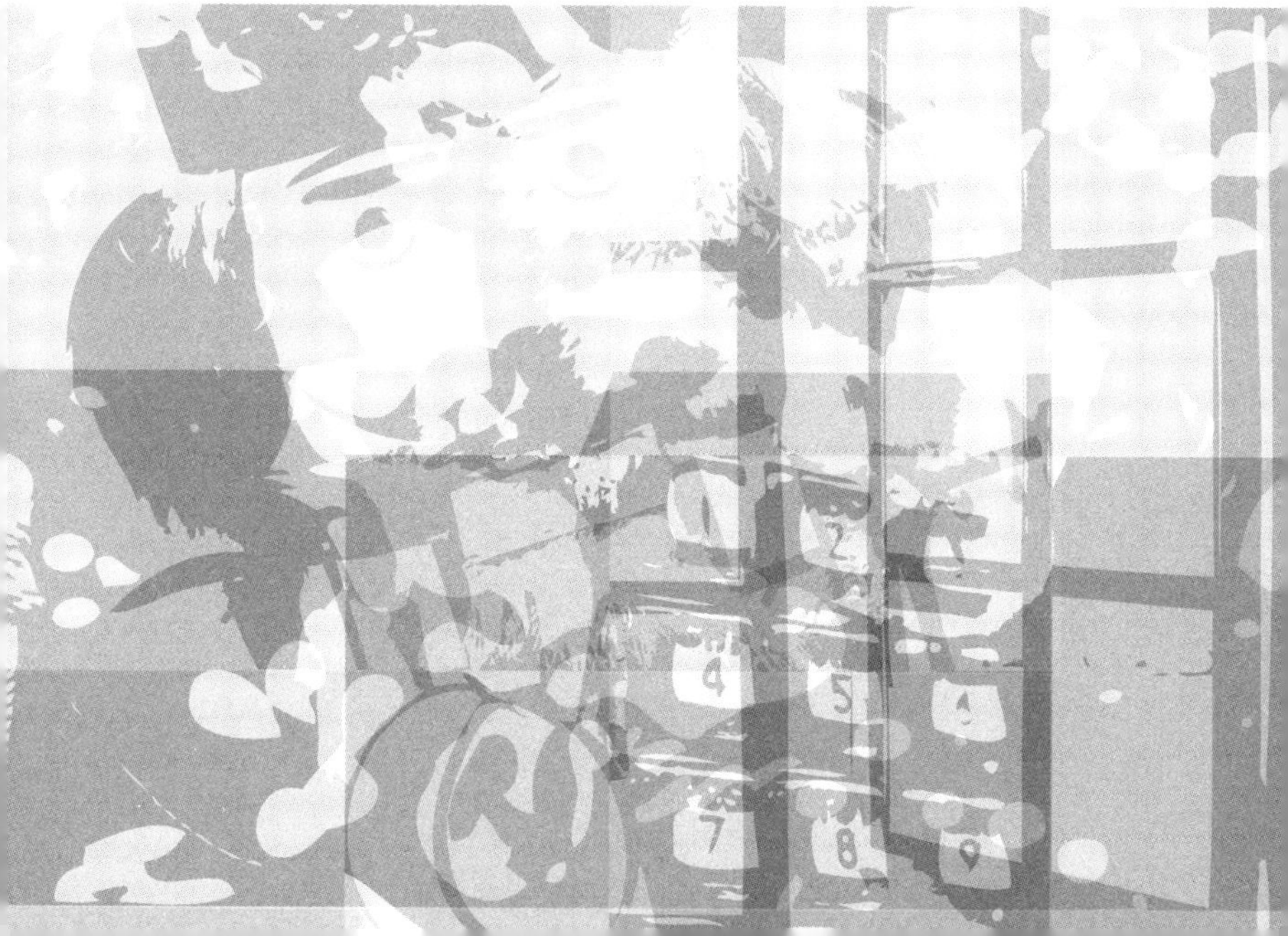

過去の記憶と未来の記憶、それをつなぐのが、今、この瞬間の記憶です。知覚情報や内部情報、さらにはさまざまな記憶を一時的に保存して、それらを組み合わせなんらかの結論を生み出す。その力が「ワーキングメモリー」。過去を引き出し、現在と組み合わせ、未来を生み出す記憶です。

残念ながら、その力は加齢とともに落ちていきます。ワーキングメモリーを鍛えて、脳をパワーアップしよう。超高齢化社会に対抗しよう。さらに、記憶のコツやひらめきの促進に言及しよう。それが第2部の内容です。

第4章　脳が秘めるパワー

認知機能テストとNIRSで脳を調べる

まずわたしたちが「今の記憶」に関して、どんなことを調べているかを紹介します。大きく分けて二つあります。

一つは、図4―1の写真のように高齢の方がたから若い方がた、保育園児も対象としていますが、脳に関連するテストをしてもらいます。あとでお話しする、ストループテストなどの前頭葉機能テストをいくつか組み合わせ、その反応時間や正解率を調べます。その成績が一〇歳、二〇歳、三〇歳、五〇歳、八〇歳で、どう変わるのか、またこれらのテストを使って、運動の効果やいわゆる脳トレの効果を調べています。

もう一つは、頭に妙な装置をつけて脳活動を調べています。図4―2は保育園のお子さんとお母さんです。頭にうじゃうじゃつながっているのは光ファイバです。近赤外線という光

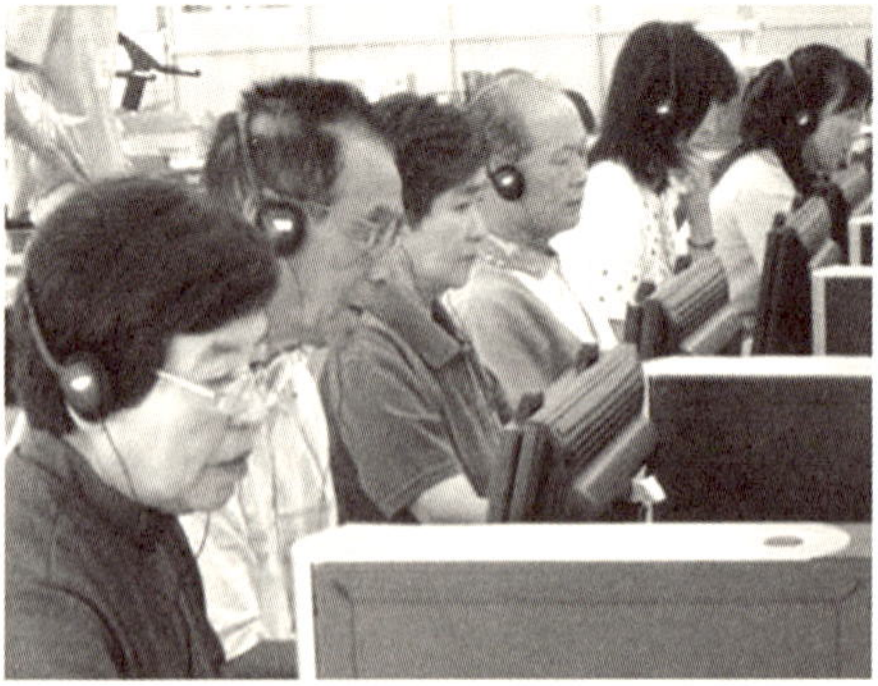

図4—1　認知機能テストの様子

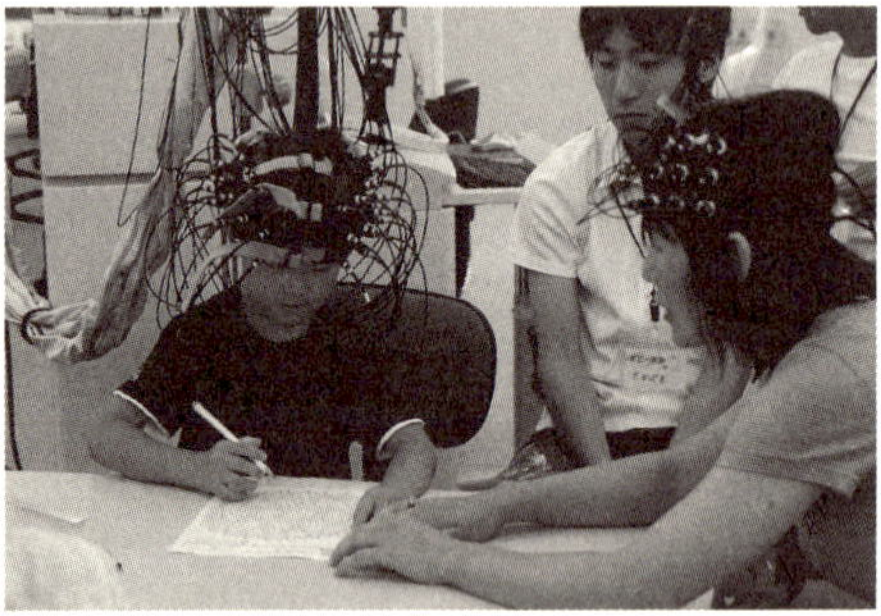

図4—2　NIRSで脳活動を調べているところ

を赤いプローブから放出し、青いプローブで戻ってきた光をとらえています。

太陽に手をかざすと指の股がほんのり赤くなります。それが近赤外線です。見える光の中でもっとも生体を透過しやすい光で、頭蓋骨をもとおします。この近赤外線を数波長使い吸光の度合いを調べると、大脳新皮質のどの部位で酸素を抱えた血液が増えているのかがわかります。脳細胞は活動すると、その部位近辺で酸素量を増しますから、脳のどの部位が活動しているのかがわかります。

この機械、多チャンネル近赤外線分光法装置（多チャンネルＮＩＲＳ）で、口絵③のような画像が得られます。赤いところが活動を増している部位です。これは、「ポピっこどりるん」という幼児教材の中の「迷路課題」を行ったときの様子です。右の前頭葉の背外側部、空間的なワーキングメモリーに強くかかわる部位が活性化しています。

わたしたちは、大脳新皮質がどんなときにどのように活動しているのかという研究と、脳関連テストのパフォーマンスデータから、脳トレを提案したり、教育方法を評価したり、運動がじつは脳トレになりうることを指摘したりしているわけです。

脳は歳をとるほどよくなる

さて、マスコミなどで、脳トレ絡みの話や、脳を若返らせようという話がたくさん出てきたことによって、誤解が生じやすくなっています。わたしも脳トレ話の片棒を担いでいるので、とても偉そうなことはいえませんが、だからこそ、一つお断りをしておきたいことがあります。

「脳を若返らせよう」「脳を鍛えよう」というフレーズを聞くと、わたしたちは、つい「脳は若いほうがいい」「年寄りの脳はダメだ」と考えがちです。筋肉や内臓と同じように、若いほうがいいに決まっていると思ってしまいます。しかし、それはちょっと違います。

認知科学ではさまざまな知能と加齢の関係が調べられています。たとえば、ホーンとキャトルは知能を、「流動性知能」「総括性知能」「結晶性知能」に分け、たしかに「流動性知能」は一八歳をピークとして、歳とともにそのパフォーマンスが低下していることを示しています。

流動性知能とは、ふつうにいうところの記憶力です。ちょっと物を覚えたり、言葉を思い出したりという力は、一八歳をピークにして残念ながら落ちていってしまうわけです。しかし、「統括性知能」はむしろ四〇歳くらいから伸びています。「統括性知能」とは段取る力やマネジメント力です。自分の知識を組み合わせなにかを生み出すだけでなく、他者の力を理解して全体力を上げる力です。この力は、置かれた立場や世界観によって、四〇歳以降二極化する可能性が考えられています。

興味深いのは「結晶性知能」です。これは単純に加齢とともに伸びていきます。「結晶性知能」、クリスタルインテリジェンスなどとエレガントな名前がついています。簡単にいえば、「知恵」とか「知識」とか「経験」です。知恵や知識や経験は、二〇歳よりは三〇歳のほうがたくさん蓄えられているわけです。三〇歳よりは四〇歳のほうが上。四〇歳よりも六〇歳のほうが上になるわけです。

脳は一種のメモリーマシーンです。知恵や知識や経験を溜め込んでいく機械みたいなものですから、一〇代の脳よりは二〇代の脳のほうが知恵や知識や経験が詰まっているのです。二〇代より三〇代のほうが詰まっているのが当たり前。ロールプレイングゲームでいう「経験値」のようなものですから、三〇よりは四〇、四〇よりは五〇……八〇よりは一〇〇、一〇〇よりは一二〇とたくさん詰まっています。

もちろん、新しい知識を記憶する力や、取り出すスピード、組み合わせる力は落ちるものの、中に詰まっている知恵や知識や経験の総量は、基本的には増えていきます。

つまり、脳は歳とともによくなっていく側面があるということです。それどころか、脳は筋肉などとは違って、情報処理に特化した器官ですから、むしろ歳をとればとるほどよくなる側面のほうが強くて当たり前なのです。

それでも前頭葉に関係するテストを行うと、やはり歳とともにその力が落ちていきます。前頭葉機能テストの成績は、流動性知能と統括性知能を合わせたような変化と散らばりを示します。その成績だけを見ると、小学一年生と六〇歳とが、だいたいつりあってしまいます。だから、祖父母と孫はリズムがあったりするわけですが、脳の質はだいぶ違います。当然のことながら、祖父母のほうが、圧倒的な知恵や知識や経験の量を誇るのです。

ですから、「脳を若返らせよう」というフレーズは、溜まってきた経験値（知）をようまく利用するために、歳とともに衰える部分を鍛えよう、そうすれば、自分のためだけでなく、世のため人のためになるという意味です。「二〇歳の脳に戻ろう」などという話ではありません。それだと、二〇歳のころから蓄積してきた知恵や知識や経験を捨て去ることと同じです。ある意味おバカになれというのと変わらない。この点は理解していただきたいと思います。

前頭葉の力

さて、脳は歳とともに衰えるばかりではない。むしろよくなる側面のほうが圧倒的に強い。これを踏まえたうえで、歳とともに衰えていく脳の力について考えましょう。

ここからは前頭葉の話です。

おでこを軽くポンポンと叩いてください。触ってもらうとわかるように、結構大きい。犬や猫を飼っている方は、ペットのおでこに触ってみてください。自分のおでこほどボリュームがないのがわかります。この部位は、サルになって巨大化してきました。さらに、サルからヒトへの進化の過程で、その大きさが三倍くらいになりました。ヒトになって強大化した部位。ですから非常にアバウトないい方ですが、ヒトになってから前頭葉が発達したので、この前頭葉こそヒトらしさに深くかかわると考えられています。

ただし、「ヒトらしさ」という言葉は心して使う必要があります。家族愛や隣人愛、人類愛、そうした、温かな、誇れるようななにものかだけが「ヒトらしさ」ではありません。綿密な殺人計画を立てることもヒトならではです。大量殺戮兵器を開発できるのもヒトだけです。経済を優先して地球環境を破壊していくのも、「ヒトらしさ」の表出であったりします。「ヒトらしさ」とはそもそも危ういもので、天使にも悪魔にもなれます。だからこそ、ヒトらしさにかかわる前頭葉をいかに育てるかが大事なんだ、というロジックで考えていただきたいものです。

前頭葉の働き

ここで、前頭葉にかかわる働きを列挙しておきます。

まずは、「考える」です。考えるということの基礎には、これまでも触れてきたワーキングメモリーの働きがあります。情報や記憶を一時的にアクティベートさせ、それらを組み合わせなんらかのアウトプットを得る、そういう作業（ワーキング）のための記憶（メモリー）がワーキングメモリーです。これが思考の基礎、考えるということの中核だと考えられています。その働きに強くかかわるのが前頭葉です。とりわけ、背外側部という、こめかみあたりの脳です。のちに紹介するワーキングメモリー課題では、ここがよく活性化します。

余談ですが、アニメの一休さんがぐりぐりするあたりは少し高すぎて、眼球のコントロールにかかわるところです。そこよりやや下、一休さんはそこをぐりぐりすべきでしょう？？

前頭葉には「がまん」に関係する部位もあります。背外側部の下部、こめかみのやや下あたりで、とくに、右側が強く関連します。行動をぐっと止めたり、わさわさした気分を止めたり切り替えたり、ムッとしてからよく考えるなどの行動や情動のコントロールには、ここが深くかかわってきます。アロンらは、ここが意識的な「抑制」の主役で、実際のブレーキ役は視床下核が、意識と実際の行動の矛盾の調整を前補足運動野（前頭葉内側部の一部）が行っていると考えています。

さらに前頭葉は「人の気持ちを感じ取る」ことにもかかわります。脳というと、知的なことがらばかりを思い浮かべがちですが、気持ちを読み取るとか雰囲気を読むなどの、状況判断や価値判断にかかわる場所があります。前頭眼窩部と前頭葉の内側部がそれです。あわせ

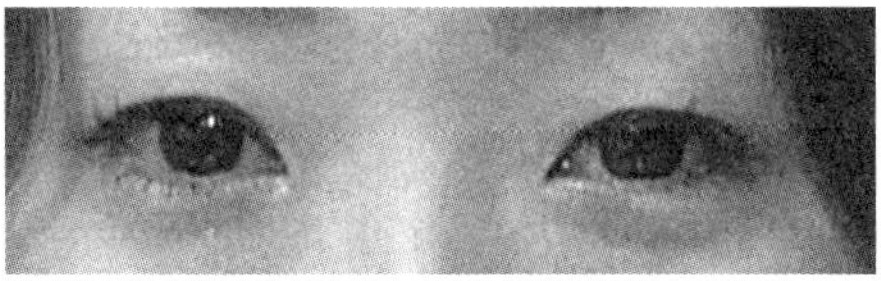

図４―３　表情を読める？
「警戒している」「心配している」「同情している」「怒っている」。SBCテレビ、三時は！ららら♪、MC生田明子さん（わたしも時々出ています）。

て腹内側部と呼ぶこともあります。

脳を横からではなく、底から覗き込みます。すると、脳の奥側に結構広い前頭葉があります。それが前頭眼窩部です。そこが匂いや味の判断、社会的な価値の判断、人の表情読みなどにかかわっています。また、脳は左右に分かれていて、分かれた溝の奥にも、前頭葉の皮質や大脳辺縁系が広がっています。ここが前頭眼窩部と共同して、人の表情を読んだり雰囲気を読んだり、俗にいう空気を読むことにもかかわっています。

切実なお願い

残念ながら、このあたりの機能には男女差があるらしく、人の表情読みや空気読みの課題では女性のほうがおおむね優れています。図４―３のような目と眉毛の部分だけを長方形に切り取った写真を見せ、その表情から、「警戒している」のか、「心配している」のか、「同情している」のか、「怒っている」のかを読み取って選択するような課題では、女性の成績がいいことが知られています。

女性のみなさん、あれでも、彼氏や旦那さんは、全力でみなさんの表情を読もうとしているのです。「まさか」とお思いでしょうが、真剣にみなさんの気持ちを読んだ気になっています。雰囲気を察したつもりなのです。あれが全力、本気も本気の全力です。ですから、「わたしの気持ちをわかってくれない」などと責めないでください。

また、あれで、自分のむっとした表情を隠しているつもりでいます。どう見ても怒っているのに、怒った自分を隠したつもりでいる。そのコントロール力にうっとりしていたりもするのです。

みなさんと同じように人の表情を読んだり、空気を読んだり、気持ちの表出をコントロールしたり、そういうことができるはず、などとゆめゆめ思わないようお願いします。そういう点では、たくさんの問題を抱えている、あわれな生き物と思い、やさしく見守ってあげてください。

知、情、意の脳

脱線してしまいました。別にわたしの家庭問題を吐露しているわけではありません。もちろん男女差は分布差にすぎませんし。本題に戻ります。

前頭葉の内側部は意思決定にも深くかかわります。中のほうに前部帯状回という場所があります。ここは前頭葉に加えない場合もありますが、「やる気」や「意欲」などに強く関係しています。たとえば、ここが過剰に活動すると、やる気の亢進が起きすぎて、強迫的になったり、逆にここの働きが弱いと、ちょっとうつ的な状態になったりすることも知られています。

ルドゥーによれば、前頭葉の背外側部は「知」、眼窩部は「情」、内側部は「意」の中枢だそうで、これらが連動して、気持ちをコントロールしたり、記憶をコントロールしたり、注意を適切に配分したりするわけです。坂井のたとえによれば、背外側部は「企画担当重役」、眼窩部は「営業担当重役」、内側部は「総務担当重役」だそうです。言いえて妙です。

脳というと知的な機能、頭がよくなるとか、記憶がどうしたという話ばかりと思いがちです。もちろんそういう働きにも強く関連するものの、いわゆる知的な機能だけではなく、情動のコントロールや、やる気のコントロールといったことがらにも前頭葉は深くかかわるのです。

脳の発達

さて、こんどは脳の発達の様子を概観しておきましょう。

最近では、子どもの脳がどう発達していくのか、ビジュアルにわかるようになってきています。

子どもを、五歳、六歳、七歳のときと、ずっとＭＲＩで調べます。そうやって縦断的に調べると、脳のどの場所が最初に育っていくのか、どの場所は成長が遅いのか、いつどこが急に育つのか、不安定化するのか、などがわかってきます。

そういう方法で調べると、前頭葉は、ほかの脳の場所に比べると、ずいぶんゆっくり成長していくのがわかります。まず八歳から一二、三歳くらいにかけておおまかな完成を見ますが、そのままだらだら成長を続けて、二四、五歳まで成長が続きます。最近では、高齢になっても前頭葉が成長するケースがあることが報告されています。

興味深いのは、八歳ごろに前頭葉に、いわば赤ちゃん返りのようなことが起きていることです。思春期にも初潮などの時期で調整すると同じようなことが起きているらしく、だいたい八歳の壁とか九歳の壁、一〇歳の壁といわれているような時期と、思春期不安といわれている時期に、前頭葉も不安定化しています。

それから、さきほど男の弱点といった前頭眼窩部。人の気持ちを感じ取ったり雰囲気を読んだりするその場所が、思春期以降急激に発達します。思春期は人を愛し、人との関係を再構築する大事な時期だということを、脳も示しています。

ですから、おおむね教育問題というのは、前頭葉問題と考えてもよいかもしれません。そうすると、「ああ前頭葉って、子どもや孫の脳にとっては大切なのね」と他人事のようになります。しかし、物忘れがよく出たり、頑固になったりというように歳とともに前頭葉の力は落ちてしまいます。

つまり、子どもにとっても大人にとっても、前頭葉は大切なのです。子どもにとっては適切な成長のために、大人にとっては経験値を生かす力を維持するために。幸いなことに、子どもの前頭葉の発達にとって必要なことと、歳とともに落ちていく機能を維持するのに必要なこととが、どうやらだいたい同じらしいのです。次章以降の話は、どの世代にとってもきっと役に立つ話となるはずです。

第5章　脳の「メモ帳」の使い方

前頭葉機能テスト

前頭葉の機能や発達の説明を続けても、なかなか実感がわかないと思います。というのは、それが「見る」「聞く」「感じる」といった具体的な機能ではなく、「知」「情」「意」など抽象的な機能だからです。もともと前頭葉は、具体的な知覚を抽象化することにその機能があるので、それはそれで仕方のないことです。

そこで、これから紹介する前頭葉機能テストを体験してみてください。そうすると、ああそういう働きのことか、とか、あの場面でのあの感じが前頭葉か、などと実感できます。

まずはストループテストです。もともとは心理系のテストでしたが、今では前頭葉の背外側部と内側部が活性化するテストであることが知られ、前頭葉機能テストとして用いられています。

口絵①を見て、何色で書いてあるか、文字ではなく書いてある色を声に出して答えてみてください。

できる、できないはどちらでもいいのですが、これが前頭葉の働き方にかかわります。どんな頭の使い方をしたか思い出してみてください。色で答えるというルールを頭の中に置いておいて、たぶん、文字が入ってくると邪魔だったのではないでしょうか。その邪魔に耐えて、答えたわけです。ヒトにとって文字という情報は、きわめて強い情報なので、どうしてもそれに引っ張られます。しかし、ヒトだから、それに抑制をかけることもできます。それが前頭葉の機能です。

脳にメモをしておいて、邪魔な情報にちょっと抑制をかけたりしながら作業をし、なんらかの結果を出す。これが前頭葉の力であり、「ワーキングメモリー」の力です。ご理解いただけましたか?

図5―1は、茅野市で一〇〇〇名規模で、今のようなテストをやったときの成績です。反応スピードと正解率から得点をはじき出しています。左端が小学一年生です。隙間の手前が

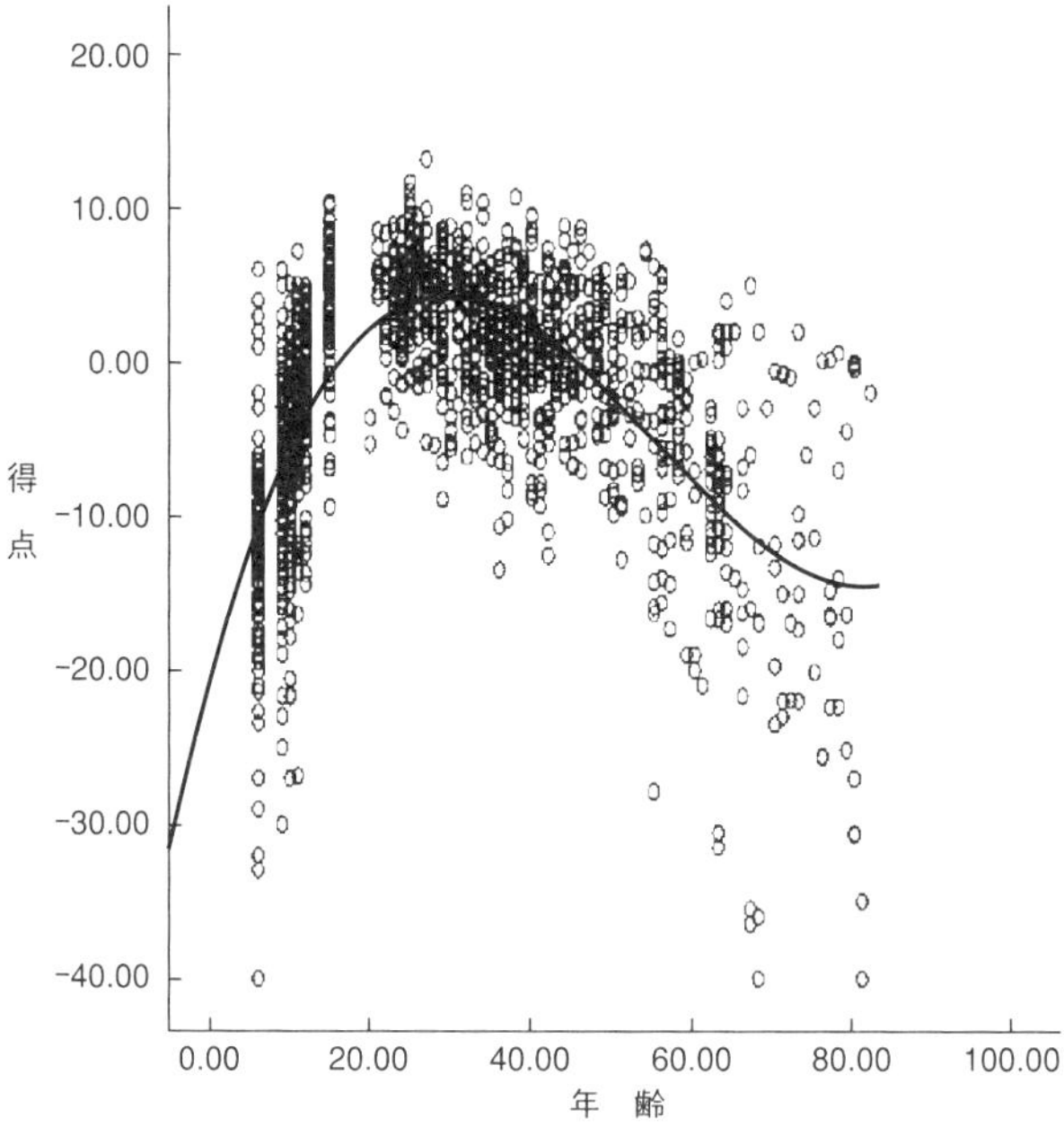

図5―1　ストループテストの成績

篠原ら「脳年齢推定システムも使った健康講座評価の試み」文理シナジー学会平成19年度春大会要旨集より。

中学三年生。非常に大きい幅はありますが、それでも成長していくのがわかります。ピークは二〇歳くらいで、二〇、三〇、四〇、五〇、六〇と、歳とともに成績が悪くなります。

ただ成績が落ちていくというだけの話であったら、落ちていくのだからどうしようもないね、ということで終わってしまいます。ここで注目したいのは、歳とともに分散が大きくなっていることです。平均値が落ちるだけではなく、散らばりが大きくなるのです。たとえば六〇から八〇歳を見ると、二〇歳の人たちの平均と変わらないあたりにいる人もいます。その一方で、きわめて成績の悪い人もいるのです。このあたりは、同窓会に行くと実感としてよくわかるかもしれません。

この散らばりに、日常生活が露骨に効いているらしい、というのが最近の研究でわかってきました。日常的に体を動かしているか、頭を使っているか、人と喋っているか、手を動かしているか、社会参加しているかといった日常生活が、この散らばりを説明できるらしいのです。

おそらく、この話はそのまま裏返して、子どもの成長にとってなにが必要かという話になります。身体を動かし、頭を使い、人や社会とかかわり続ける。これが子どもにも高齢者にも必要なのではないか、というのがわたしたちの見込みです。

脳のメモ帳をあれこれ使う

歳とともに平均値が低下して、かつ散らばりが大きくなっていく。そういう傾向が強いテストの一つに、ワーキングメモリーをいくつか並行して使うテストがあります。脳のメモ帳を並行して使うようなテストです。

とはいっても言葉ではわかりにくいと思います。そこで、ワーキングメモリーの多重使用テスト、「デュアルタスク」とか「マルチタスク」といわれているものを体験してもらいましょう。

これから数字を一つずつ出します。それを覚えてください。その後、妙な知的作業をしていただき、また思い出してもらいますからしっかり覚えておいてください。

9　　5

1　　　　4　　　　2

では妙な作業です。

△

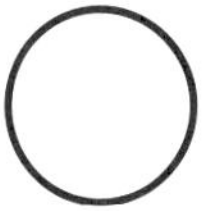

「丸は三角の右にない」

この文章は合っているか間違っているか、声に出して答えてください。

一応、合っていました。
で、さっきの数字はなんだっけ？

●答●

こういうテストを体験すると、脳のメモ帳を複数使うということがどういうことなのか、感覚的にわかるかと思います。「５９２４１」をメモしておいて、「△○」のときも、空間的にメモ貼りして、位置関係を確かめる。脳のメモをあれこれ使う、つまりワーキングメモリーを並行して使うということです。

落ちる力、伸びる力

こういう力が落ちてくると、約束が三つ四つ重なると、最初の約束をきれいさっぱり忘れてしまうといったことが起きやすくなります。カレーをつくろうと思ってスーパーに行ったのだけれど、「あれれ？　なにしにきたんだっけ?-?-」と棒立ち。図書館に資料を探しに行ったのに、入ったとたんに「?-?-?-」。話をしているうちに、なにを話そうとしていたのかわからなくなって、適当にごまかす。そんなことも起きやすくなります。ですから、ワーキングメモリーを鍛えて、脳を長もちさせよう、若返らせよう、という話につながるわけです。

また、こういうテストをしてみると、日常生活の中にもこのような頭の使い方をする場面がたくさんあることに気づくのではないでしょうか。そして、こういう頭の使い方をしなければいけない場面がくると、つい、娘や息子や、部下や若い人に任せている自分にも気づくのではないかと思います。だから、そんな場面でちょっと頑張れば、日常生活の中でワーキングメモリーを鍛えることができます。日常生活を脳トレ化することができるのです。

一応お断りしておきますが、つい娘や息子や部下や若い人に、ややこしい頭の使い方を任せてしまうことは、じつはきわめて正しい知性の使い方でもあります。というのは、自分の力と、周りの人の力を理解して、適切に仕事の配分をしていくマネジメント力は、さきに紹介した「結晶性知能」や「統括性知能」の大事な要素の一つだからです。

脳にたくさんメモをしておくのが苦手になってきたら、そういう仕事は若い人に任せていく。若い人たちはそうして経験を重ね、年寄りは適所適材に腐心して「結晶性知能」や「統括性知能」を伸ばしていく。その結果として集団全体の力がアップするわけです。これこそが知恵であり、クリスタルインテリジェンス（結晶性知能）であり、マネジメント力（統括性知能）です。歳をとらなければ伸びない力であり、四〇歳あたりから二極化する可能性が指摘されている力です。

ですが、あまりこの力に頼ると、自分の前頭葉を鍛える機会を失いがちになりますから、たまには無理をしましょう。

デュアルタスクⅡ

もう一問、チャレンジしてみてください。今度は言葉です。

次の言葉を覚えてください。

あさり

きつつき

うなじ

みらい

では妙な作業、こんどは作業が変わります。
次の言葉を覚えてください。

富士の山

それでは、「富士の山」をひらがなで逆からいってください。

で、さっき覚えた言葉はなんだっけ？

●答●

ワーキングメモリーを多重に使うことが、どういうことか、ご理解いただけたと思います。同じワーキングメモリーでも、数字を一個覚えるよりは、言葉を一個のほうがきついし、言葉を逆から読むだけでもメモを使った感覚があるし結構疲れる。そういった性質や、ワーキングメモリーの多重使用は、なんだかんだいってもストレスでもあることが、ご理解いただけたのではないでしょうか。

くり返しになりますが、確かにこういう力は歳とともに落ちますし、こういう頭の使い方はストレスなので、できるだけ避けようとするのも自然です。

サービス社会というものは、こうした頭の使い方を自分がしなくていい代わりに、だれかやシステムがそれをして、その対価をわたしたちが支払う社会です。頭を使わなくていい楽な状態を、お金で買うわけです。そういう社会に生きている限り、意図的に頭を使う機会、このテストのような頭の使い方で苦しむ機会が減ってきます。ですからその機会を、意図的につくる選択をしないと、あと数十年、自分の脳とつき合えるか不安にもなります。

学校は最強の脳トレシステム

翻って子どものころを思い出してください。算数とか国語でやっていたことも、結局、ワーキングメモリーのトレーニングになっています。

たとえば、93＋69を筆算でできるようになるには、3＋9＝12で1繰り上がってと、3と9をメモリーしながら、足すという操作をします。それから、1と9と6をメモリーしながら足すわけです。さらに、これを暗算でやるには、脳のメモ帳を多重に使う力が必要です。逆にいえば、こういう計算ができるようになる中で、脳のメモが並行してたくさん使える力が育ち、ワーキングメモリーの力が増すのです。

算数ばかりではありません。国語の文章理解も、最初のほうの話をメモリーする力がないと読解などできるわけがありません。「それ」がなにを指すか、などの指示代名詞の問題ができるようになるには、「それ」の前後をメモリーしながら、文章をサーチする力が必要です。これはとりもなおさずワーキングメモリーの力です。理科だって、社会だって、振り返ってみれば、ワーキングメモリーのトレーニングとしての側面をもっています。「だから」といっていいかどうかはわかりませんが、茅野市のデータなどで、子どもたちのワーキングメモリーの力は、大きな幅をもちながらも、それでもだんだんに伸びていきました。

学校というシステムは、おそらく歴史上でもっともうまく、わたしたちのワーキングメモリーの力を伸ばしていくように整えられたシステムです。言葉を覚えること、文字を覚えること、漢字を覚えること、計算すること、考えること、ルールを覚えること、身体を動かすこと、人とコミュニケーションをとることも、立派なワーキングメモリーのトレーニングです。第1部で示したような、将来を考えること、未来を考えることもワーキングメモリーのトレーニングですから、学校は朝から放課後まで、いえ、夜の宿題から果ては進路指導まで、子どもたちのワーキングメモリーの力を伸ばすべく見事にプログラムされています。

不登校が社会問題化したころ、学校なんて行かなくてもいい、という議論がありました。緊急避難的な話としては正しくとも、ワーキングメモリーを鍛える最強のシステムの学校を放棄することはもったいない話です。こういういい方は問題がありますが、低学歴は認知症の発症リスクの一つですし、ワーキングメモリーの力は知的なレベルだけにとどまらず、「情」や「意欲」にもかかわってくるのですから。

また、ちょっとトリッキーな提案をすると、最近物忘れが激しい、どうも頭の働きが……と感じている方は、お子さんやお孫さんをつかまえて、一緒に教科書で学ぶのも手です。実際、わたしたちは、子どもが学習しているのを横で指導している親の脳活動を調べたことがありますが、子ども以上に親の前頭葉が活性化している場合が見受けられました。

教え込もうとするより、子や孫に教えを請うような位置取りがよいようです。

キレやすさ、疲れやすさ、コミュニケーション

さて、さきほどのようなワーキングメモリーに関するテストをやっていただくと、こんな小理屈もすんなり理解しやすくなるのではないでしょうか。

ワーキングメモリーの力は歳とともに落ちてきます。ちょっとうつ的な状況や、ストレスの高いときには落ちることが知られています。子どもたちでは、まだまだワーキングメモリーの力が未発達です。子どもによってはワーキングメモリーが発達しにくい子どももいることが知られています。

そのようにワーキングメモリーの力が弱いと、いっぱいいっぱいになりやすいということがわかると思います。さきほどのテストはなんとかこなせる力があったとしても、テストをやっている横から、わたしが「ところで、みなさん生年月日はいつですか」という質問をしたりすると、脳は処理しきれなくなってしまいます。ワーキングメモリーには容量のようなものがあり、そこを超えるといっぱいいっぱいになってしまうのです。そうすると、キレやすくもなり、考えること自体が大変になるため、疲れやすくなります。

さらに、ワーキングメモリーの力は、コミュニケーション場面でも盛んに使われていると考えられています。ただ一方的に喋っているようなときは、そんなにワーキングメモリーは使わなくてすみます。しかし双方向のきちんとしたコミュニケーション場面では、この人はこう感じている、あの人はこう思っている、で、わたしはどうだと、それぞれの人用の脳のメモ帳を用意して、それをリアルタイムで更新しています。そうしないと、まともなコミュニケーションなどできません。

前頭葉腹内側部などがかかわる共感の力と、背外側部がかかわるワーキングメモリーの力で、コミュニケーションが成り立っているのです。ですから、ワーキングメモリーの力が落ちてくると、人の気持ちと自分の気持ちを並行して処理することがきつくなり、自己愛的、俗にいう自己中心的になってきたり、人と接すること自体がきつくなり、ひきこもりがちになったりすると考えられます。

また、ワーキングメモリーの力の中には、なにをしたか、考えたか、感じたかを覚えている、いわばチェック機能が含まれます。ですから、ワーキングメモリーの力が落ちてくると、同じ考えが新しい考えのように浮かびがちになり「お父さん、また同じことをいっていますよ」となってしまうのです。このチェック機能は情動面でも働きますから、いやな気分がなかなか抜けないとか、気分がわさわさすると、なかなか切り替えられないということも起こってきます。

ワーキングメモリーの力をどう育てるかは、子どもにとって大問題ですし、どう維持していくのかは大人にとっての大問題なのです。

認知症のスクリーニングテスト

ところで、さきほどの「ふじのやま」のテストは、じつは世界中でもっともよく用いられている認知症についてのスクリーニングテスト、ＭＭＳＥの中核部分によく似ています。これは、認知症であるかどうかを一次的に調べるテストです。ＭＭＳＥの中核部分を紹介しておきましょう。

・三個の物体を見せてその名前をいい、その後、被検者に物体の名前をくり返し言わせる。
・一〇〇から順に七を引く、あるいはフジノヤマを逆唱させる。
・最初に提示した三つの物体の名前を言ってもらう。

みなさんにやっていただいた「ふじのやま」のテストは、三個でなく四個でしたし、もう一度言うことをしていないので、このテストより相当難しくなっています。ですから、さきほどのテストができなかったからといって、物忘れ外来に走れというつもりはありません。ですが、ＭＭＳＥでもこの部分の成績がまず落ちていく場合が多く、ワーキングメモリーの力が落ちてくることと、認知症とがかかわるということは知っておいてもいいと思います。

ややこしい課題時の脳

ワーキングメモリーを多重に使うテストをしているときに、ＮＩＲＳをつけて、前頭葉がどのように活動しているのかを画像化したのが口絵④です。

これは、幼児用のＤＳ教材（ポピー、わくわくＤＳ1年生）の開発にかかわったときに、空間的なワーキングメモリー課題を取り入れ、試作段階で幼児の脳活動がどうなるのかを確かめたときのものです。前頭葉の背外側部（46野など）から前頭極（10野）にかけて活発な脳活動が見られました。前頭極はデュアルタスクのような多重化した、複雑なタスクになると活動が増す場所です。いつもと違う脳の使い方をしなければならず、かつ追い込まれているようなときにはここがよく活動します。この図は空間的な課題時のものなので右脳の活動が広範になっていますが、本書で紹介したような言語的な課題の場合は左脳の活動が強くなってきます。

興味深いことに、こうした課題でも、手慣れてくると、前頭葉の活動が小さくなります。前頭極の活動が消失し46野がピンポイントで活性化したり、さらにはその活動も消え、大脳新皮質全体が鎮静化していきます。これは課題の初期では、意識的なプランニングや実行が必要なので、前頭極、背外側部、前運動野、運動野などの活動が目立ちますが、慣れて、無意識化、自動化してくると、線条体などの大脳基底核や小脳などに活動の主役が移っていくからです。

前頭葉は困ったときにしゃしゃり出てきてお手伝いをし、ほかの脳で処理ができるようになったら引っこんでいくのです。なにかを始めるとき、小難しいとき、気合いを入れるとき、できるだけ速くやろうとするとき、前頭葉はほかの脳での連絡の仕方を変える手伝いをします。前頭葉が活性化から鎮静化していくプロセスの中で、ほかの脳を含め、新しい事態に対応できるニューロンの組み換えが起こったり、ニューロンの発芽が誘導されたり、シナプスが強化されたり、ニューロンを育てる物質が分泌を増したりします。それが、一種の脳トレ効果を生むと想像されるわけです。

第6章　脳のアンチエイジング

簡単脳トレ、逆唱

前章までの話をまとめると、いわゆる脳トレの一つの基本は、前頭葉を活性化から鎮静化へのプロセスに乗せること、ワーキングメモリーを使い、その力を鍛えていくこととなります。子どもの場合はそれが発達を促すことにつながり、大人の場合は脳のアンチエイジングにつながるのではないかというわけです。

そこで、ワーキングメモリーを使い、前頭葉を活性化するような脳トレの例をいくつか紹介しながら、ワーキングメモリーと日常生活について考察しましょう。

四桁の数字を適当に思い浮かべてください。

お断りするまでもないと思いますが、１２３４、とか、７７７７とかはダメですよ。ランダムにお願いします。じつは前頭葉が障害されると、ランダムに思い浮かべるということができなくなってきます。どうしてもルールが出てきてしまうのです。それを抑えるのも前頭葉の重要な働きの一つです。

四桁の数字を逆からいってみましょう。

数字を脳のメモに空間的に貼りつけて、逆読みする。音のループを使って記憶した人もいるかもしれません。

バドリーによれば、ワーキングメモリーには「中央実行系」と「メモパッド」があり、このメモパッドは視空間スケッチメモと音韻ループからなります。画像的に記憶する場合と、言葉や音の連鎖で記憶する場合があるのです。たとえば、発達障害の子どもたちの中には、視空間メモは得意でも、音韻ループを使った記憶がとても難しい人がいて、学校の決まりなどを絵で教えることが必要になります。画像記憶が得意な人もいれば、耳で覚えるのが得意な人もいるのです。身体感覚での理解が優先される人もいます。

自分がどういうメモが得意かは理解しておいたほうがいいでしょう。たとえばパッと見の記憶が得意な人は図を多用したほうがよく、耳で覚えるのが得意な人は直接会って話を聞くと記憶に残りやすくなります。また、視空間メモ単独、音韻ループ単独より、ミックスされた情報のほうが記憶に残りやすいことが知られており、両方のメモを使うように工夫するのが、うまく記憶するコツの一つです。

いずれにせよ、四桁の数字の逆唱だけでも、脳のメモ帳を使う感じがすると思います。日常生活の中でも、ほんのわずかでも脳になにかを置いておく、ただ置くのではなく使うべく置いておくことがワーキングメモリーを鍛えることにつながります。実際、ワーキングメモリー課題の代表は、「遅延」課題という、空間的な位置や意味的なシグナルを「しばらくのあいだ」メモリーしておくことを要求する課題です。ですから、さきほど子どもの学習とワーキングメモリーのかかわりについて触れたように、そういうメモリーが苦手なお子さんには、たとえば、99＋25が手取り足取りでなんとかできたら、目をつぶらせて頭の中でやらせる。ワーキングメモリーを使って頭で計算を再現させると、トレーニング効果が出たりします。

わたしたち大人もそうです。大変な手順は、手本を見ながらやりますが、見ながらやってなんとか出来たら、今度は、目をつぶって頭の中で手順を追うと、まさにワーキングメモリーが活性化して、トレーニングになります。フゥーッと一息、そのときが鍛えどきです。

記憶のコツ

いくつか記憶のコツにかかわる話が出てきたので、ここで記憶のコツをまとめておきます。

① 三割忘れるころにおさらいをする

記憶は通常、「短期記憶」と「長期記憶」に分けられます。短期記憶にはワーキングメモリーも含まれ、言葉どおり比較的短期の記憶を指します。前頭葉や海馬に蓄えられます（このいい方には問題がありますが）。長期記憶は、側頭連合野など大脳新皮質の連合野に蓄えられる記憶で、海馬が損傷しても維持される、比較的安定的な記憶です。

神経科学では、ネズミなどのデータで議論するためもあって、短期記憶と長期記憶の二区分で記憶を議論することが多いのですが、人の記憶喪失を研究している人たちや、心理学系の人たちは、「近接記憶」や「中期記憶」といった中間項を設けて議論してきました。短期記憶が長期記憶に移行するには、その移行期の記憶のあり様がじつに重要だからです。

第1部で述べたように、記憶はニューロンネットワークの不安定な「状態」にすぎません。どこかに「記憶」なるものが確固としてあるわけではありません。それが比較的安定な状態になるためには、藤井の説に従えば、海馬でのノード（結節）を適切な時期に増やしていく必要があります。「短期記憶」から「中期記憶」への移行期、「中期記憶」から「長期記憶」への移行期。この時期のおさらいが、記憶の安定性を決めていきます。

「記憶力がよい」と思われている人は、自分の記憶力がよいとは思っていないものです。むしろ自分の記憶の「欠陥」（じつは記憶の特性です）をよく知っていて、適切なタイミングでおさらいをしています。そのタイミングが、個々人の移行期に一致していて、おおむね記憶の三〇〜四〇％程度が失われかけたころおさらいしています。

その日の夜、三日後、一週間後、一カ月後、個人差はありますが、このくらいの間隔が目安になります。自分の記憶の失い方を知り、復習をするのが効率的です。「記憶力が悪い」と嘆いているだけの人は、驚くほどおさらいをしていないものです。

②　記憶したい場面ではこころを動かす

右で述べた「記憶」は、「元寇は一二七四年と一二八一年の二度あった」といった「意味記憶」を定着させる方法です。意味記憶を定着させるにはくり返すほかありません。しかし、「昨日、彼女が悲しげに笑った」などのエピソード記憶は、おおむね一発記憶です。とくにくり返すわけではなくとも、こころの動きが大きければ残ります。こころが大きく動き、扁桃体が活動すると、海馬への情報ゲートが開いて記憶がつくり出されやすくなるからです。だから、こころに残るエピソードもあれば、すぐに忘れてしまうエピソードもあるのです。好きなことは覚えやすいのも、この仕組みによります。

記憶したい事柄を覚えようとするときには「感動する」ことです。「なるほど、そういうことか」「これはすごい」などと、あえて感動を付加すると、記憶がつくられやすくなり、かつ忘れにくくなります。最近ある番組に依頼されて、声に出し、書きながら、大騒ぎで覚えるときの脳活動を調べましたが、その活動はきわめて高いものがありました。

いいタイミングでうなずくと、海馬での情報引き込みが生じやすくなるといっている人もいますから、覚えたいことにグルービング、「のっていく」感じが重要でしょう。

③ 記憶を引き出す

記憶には、記憶をつくる段階（記銘）と、記憶を保持する段階（保持）と、記憶を引き出す段階（再生）があります。記憶がつくれない障害や、保持できない障害、引き出せない障害などが独立に存在するので、それぞれの段階には異なる神経学的な基盤があると考えられています。

②は記憶のつくり方にかかわる話で、①は記憶を引き出すことにかかわる話です。それぞれ、異なる神経基盤があるとはいえ、記憶は引き出すたびに再構築されるという立場に立てば、「再生」とは、結局、「記銘」のプロセスをも含みます。そうすると、記銘を続けることが記憶の維持につながるということになります。おさらいが結局一番大事です。

余談ですが、一発で記憶してしまうような「夢の記憶力」を追い求めることは無駄です。もちろん、「二〇六八年三月四日は何曜日？」に瞬時に答えられる人もいます。一度見た風景を細部まで思い出せる人もいます。チンパンジーでは、そういった「写真記憶」の力が子どものうちには残っているらしいことも知られています。しかし、そういう力は、発達や進化の過程で不要になって、あるいは、ほかの能力、たとえばコミュニケーション力を育てるために捨て去ったものと考えられ始めています。少なくとも、わたしたちが目標とすべき記憶の力ではありません。

④ 音韻と視覚の両方で記憶する

さきほど触れましたが、ワーキングメモリーには、少なくとも二つのメモパッドがあります。視覚メモと音韻ループです。

目で覚えるほうが得意な人もいれば、耳で覚えるのが得意な人もいます。目で理解するのが得意な人には、図や写真や動画で示すに限ります。耳での理解が得意な人には、筋のとおった、リズムがあって気持ちのノリのあるスピーチが必要です。

長嶋元巨人軍監督のように、身体感覚での理解を優先する人では、互いの身体が響きあうようなコミュニケーションが必要でしょうし、言葉自体も身体的な表現性を帯びてきます。自分や相手に合わせた、情報の形を意識しておくことは、記憶を高めるとともに、表現力を増すことにもなります。

五感を駆使することも重要です。たとえば、目からの情報と、耳からの情報が両方入ったほうが、単独の情報より記憶しやすくなることが知られています。さまざまなルートから情報が入ることで、のちに述べる「フック」が増していきます。パワーポイントなどで図示し、適切なスピーチを添える。相手を意識したプレゼンテーションを練ることは、自分の理解を促進し、記憶を高めてもくれます。

⑤ 3の3の3で覚える

ワーキングメモリーには一種の容量があります。記憶を引き出すとき、結局、ワーキングメモリーに乗せるわけですから、ワーキングメモリーに乗りやすい形で覚えておくことが記憶を引き出すときに役立ちます。

短期的な記憶自体は、「マジカル7」が有名なように、七個くらいまでは覚えられます。しかし、作業をともなう記憶を複数走らせることになると、三〜五個のまとまりが限度です。「あれ」「これ」「それ」の三つ、せいぜい「その他」を加えて四つ。このくらいをまとまりとすると、記憶の整理もしやすくなります。

3―3―3のブランチ図をつくって覚えることを整理すると、覚えやすいですし、記憶を引き出しやすくもなります。

⑥ 目を閉じてワーキングメモリーを働かせる

ときどき目を閉じて、諳んじてみることは記憶を促進します。視覚をさえぎれば、ワーキングメモリーを作動させざるをえないので、勉強や仕事に飽きたときなどは、目を閉じて、今していたことをもう一度振り返ってみましょう。それだけで覚えた記憶は強化されます。

とくに、数学、物理など、手順の記憶（技の記憶）に近いものでは、ワーキングメモリーを自動化して、そのうえでワーキングメモリーを作動できるようにする必要があります。バスケットのドリブルのようなもので、無意識にドリブルができないようなら、フェイントなどできようはずがありません。

突っかかりがあったが、なんとか解けたような問題は、直後に諳んじましょう。頭の中で解いてみるのです。ワーキングメモリーの力がつきますし、理解が増し、解く力も増していきます。

⑦ チャンキングとフッキング、結局は理解すること

記憶には、記憶しやすい「まとまり（チャンク）」があります。「か」と「え」と「る」では覚えにくくとも、「かえる」というまとまりならば覚えやすくなります。英語などでは、一文の記憶は大変でも、熟語単位なら覚えやすくなります。

また、記憶は余計な「ひっかかり（フック）」があったほうが、呼び出しやすくなります。たとえば、ある人の名前が思い出せないとき、「あのとき会った人だ」「確か、〇

○社の」「明るい感じの名前」など、手掛かりがあるほうが思い出しやすくなります。

円周率を覚えるのに、語呂合わせで物語をつくっていくのは、意味のない数字列に、チャンクをつくり、フックをつくって覚えようという試みです。

チャンクとフック、なんだか技巧的に聞こえますが、これをもっとも効率的に行うのが「理解すること」です。意味のあるまとまり、意味のある広がり。意味のある文脈、エピソードとしての理解こそ、海馬がつくり出そうとするネットワークです。

結局は、広く深い理解こそが、最適なチャンキングであり、フッキングです。

⑧ パッションとポーラースター

理解を支えるのは、好奇心や熱情（パッション）です。それから目標です。理想です。これは脳では別の部位がかかわりますが、システムとしては一体です。一体でなければ、きちんと働きません。なんのためにそれを覚えるのか、その目的意識があやふやでは、好奇心も熱情も出てきません。腹側被蓋から扁桃体、前頭葉へと向かうA10系も働かず、記憶をサポートしてくれません。

もし、強い好奇心や、具体的な目標がないのなら、とりあえず設定すべき目標は、「世のため人のため」です。勉強にしても、仕事にしても、それは究極のところ、あなた自身が世のため人のためにつくす手段であるべきだからです。

少なくとも、そう頭の隅っこに置いておくと、いずれ効いてきます。ひと昔前なら、世のため人のためより、自分のため。稼ぐことのほうが重要でした。しかし、今後進んでいく人口減少社会、超少子高齢化社会では、子どもからお年寄りまで納得できること、まっとうなこと、世のため人のためになることしか残っていきません。そこでしか、お金も回っていきません。

「世のため人のため」をポーラースターに、わき立つパッションでことに当たれば、いやでも記憶効率があがります。未来が記憶を支えるのです。

⑨ 覚えられなくて当たり前

講演先などで、「最近忘れっぽくて」とか、「人の名前が思い出せなくて」とおっしゃって、「どうしたら思い出せるようになりますか」と尋ねられることがあります。そのとき、二つのことをお話ししています。

まず、顔と名前やその人とのエピソードがほぼ完全に一致するのは、八〇件程度という話です。八〇件というと、昔の村内程度。この忙しいご時世では、ひと月に会う人の数ですでに八〇件くらいは超えてしまうでしょう。だから、覚えられなくて当たり前。

しかも、村内の場合、年中顔を合わせたり、話題に上ったりしているから覚えられているのであって、一度、名刺交換したくらいで、顔と名前が一致すると考えるほうがどうかしています。そんな記憶力をおもちなら、「いいくにつくろう鎌倉幕府」などとしょうもない覚え方をくり返さなくてもよかっただろうに、とお話しします。

そして、受験勉強のときのように、名刺を見つめては顔やエピソードを思い出す。そういう努力をして、なお、覚えられないというのなら、そこは加齢による記憶力低下でしょうとお話しします。会わなければいけない人が、中年期以降爆発的に増えること。きちんと覚える時間がとれないこと。それから、加齢による記憶力の低下。

記憶はしにくくなって当然です。そのとき、「これさえやれば、記憶力アップ」「瞬間で記憶できます」などという、胡散臭い文言に踊らされ、「瞬間で記憶できる」ことを目標にする愚だけは冒さないでください。

出来ないほうがいい、「出来ないから出来る」がいい

さて本筋に戻ります。さきほど、四桁の数字の逆唱を行ってもらいました。ああいうテストを行うと、四桁出来るより、五桁出来るほうがいいとか、七桁出来るほうが偉いとなりがちです。記憶の話で、記憶力などどうでもいいとお話ししても、記憶はできるだけたくさん出来るほうがいいとの思い込みがあります。

しかし、前頭葉を活性化させるという観点から見れば、その考えは間違っています。

たとえば、わたしの知り合いに、この手の記憶がやたら得意な人がいて、一四、五桁、場合によっては二〇桁くらい出来ます。なにか方略があるのでしょうが、それにしても、確かに凄いことだと思います。

が、彼は彼で不幸です。というのは、NIRSを頭に付けて調べると、一〇桁以上にならないと前頭葉が活性化してこないのです。五、六桁でふうふういっているわたしたちなら、あっという間に前頭葉が活性化するのに、彼はなかなか活性化しないのです。

それこそ、四桁も大変で、三桁でいっぱいいっぱいの人なら、二、三桁で十分活性化するわけですから、脳を鍛えるという観点から見れば、むしろ出来ないほうがラッキーなのです。できないほうがすぐにトレーニングになるのです。

本来、トレーニングとか教育とは、そういうものです。パフォーマンスが高ければいいということではなく、自分にとって適度な難しさを乗り越えることが大切。トレーニング効率をあげることにもなりますし、その設定に先生たち指導者が腕を振るうわけです。やたらに楽でもなく、やたらに難しいわけでもなく、ちょっと頑張ればなんとかできるくらいの難易度を設定し、乗り越えていくことが「成長」です。

教育やトレーニングで、他人とパフォーマンスを比べてもしょうがないのです。

腹筋運動でもそうです。自治体の健康教室などでは、文部科学省の体力テストで腹筋をさせられることがあります。そのとき、自分の隣の人が、フン、フン、フンとばかりに腹筋をすごい勢いでやっているのに、こちらがヒーヒーと少ししかできないと、やる気がなくなります。しかし、このときの筋電を見ると、ヒーヒーとやっているわたしたちの筋電図は相当強く活動しています。

人と比べてもしょうがない。強いて比べる相手がいるとすれば、自分。やらなかった自分との比較が意味をもつ程度の話なのです。

簡単脳トレ、言葉の引き出し

もう一つ、簡単な脳トレをやりましょう。

「た」のつく言葉を三個思い出してください。

今度は、「た」がお尻につく言葉を三個思い出してください。

いいたいことは単純です。これくらいのことでも、ちょっと大変だと前頭葉が活性化します。ヒトの脳は言葉を頭から検索することには慣れていますが、お尻からの検索には慣れていません。ですから、これくらいの課題でも前頭葉が活性化する人はします。

四〇歳を過ぎると、「あれ」「これ」「それ」が増えて、人の名前がなかなか出てこなかったりしますが、そういうときこそ、脳を鍛えるチャンスです。思い出せなくてもいいですから、思い出す努力をすると、そのあいだは前頭葉が活性化します。うまく思い出せれば、AHA型の脳の活性化と快感が得られます。

今は、携帯でもパソコンでも先読み変換が当たり前で、漢字をきちんと思い出さなくてもなんとかなってしまいます。電話も自分の脳のメモリーにではなく、携帯のメモリーに頼るようになっています。なかなかそうは出来ませんが、いちいち手紙を書いたり、漢字を思い出したり、書いたり、そういうことをすれば、それでも十分脳トレなのです。

一時期、計算なんかは計算機がやればいいじゃないか、数学なんて勉強しなくてもいい、とか、漢字なんか覚えなくても、機械がやってくれればいいんじゃないかといわれたことがあります。しかし、それは前頭葉を活性化するという観点からは大間違いです。前にも触れたように、サービス社会というのは、わたしたちが自分自身の前頭葉を活動させる代わりに、他人やシステムに代行してもらって対価を支払う社会です。ですから、多少、レトロなことをすることが脳の活性化につながりやすいのです。

結局、脳にとって大切なことは、「自分の頭を使うこと」につきます。それが、ワーキングメモリーを使うことになり、前頭葉を活性化することになるのです。

簡単脳トレ、後出しじゃんけん

ワーキングメモリーを鍛え、前頭葉を活性化させるのは、なにも今紹介したような、いかにも頭を使うということばかりではありません。いろんなところで紹介していますので、ご存じの方も多いと思いますが、たとえば、「後出しじゃんけん」でも、ワーキングメモリーを鍛え、前頭葉を活性化させることができます。

以下、グー、チョキ、パーなどと表記してあるので、声に出して読みながら必ずそれに勝ってください。たとえば、「グー」と書いてあったら、「グー」といいながら「パー」を出すわけです。

グー、チョキ、パー、パー、グー、パー、チョキ、グー、チョキ、グー、パー、グー、チョキ、パー、チョキ、グー

ではもう一つ、声に出して読みあげながら、それに必ず負けてください。「グー」と書いてあったら、「グー」といいながら「チョキ」を出すわけです。

グー、チョキ、パー、パー、グー、パー、チョキ、グー、チョキ、グー、パー、グー、チョキ、パー、チョキ、グー

このような、動作をともなうものでも、ワーキングメモリーを使う感じがあるのではないでしょうか。この場合も、パッパッと出来てしまうようなら、たいしたトレーニングにはなりません。楽勝なら、前頭葉は活性化してきません。

むしろ、「うーん？？　グー？？？　チョキ？？？？」といった状態のほうが、はるかに活性化するのです。トレーニングでも教育の場でもそうですが、一応できるようになることを目指すものの、それは副次的な話。出来ないことが出来るようになるプロセスこそ重要です。

運動神経がよくてすぐに慣れ、出来てしまうような人には、たいしてトレーニングにはならない。だけど、すごく不器用で、グー、チョキ、パーのどれだろうと迷う人には、すごいトレーニングになるのです。

わたしたちには、妙にプライドがあって、出来ないのはすごく嫌なことで、とくに人前では出来ないことはやりたくない。そうやってトレーニングの機会を失いがちです。恥をかくほど脳トレ、そう思ってください。

簡単脳トレ、鼻耳チェンジ

ではもう一つ、身体を使った脳トレを紹介します。これも、あちこちで紹介してきましたから、ご存じかもしれませんが、指示のとおりにしてください。

右手で鼻をつまんでください。
左手で反対の耳をつまんでください。
左右を入れ替えてください。
入れ替えてください。
入れ替えてください。

入れ替えたとたんに鼻の位置が変わる場合がありますが（笑）、それをぐっと引き戻すのがトレーニングです。もう少し難しくします。

今度は、入れ替える前に拍手してください。一拍して入れ替え、二拍して入れ替えと、数を増やしていきます。

一回叩いて、入れ替えてください。
二回叩いて、入れ替えてください。
三回叩いて、入れ替えてください。
四回叩いて、入れ替えてください。
五回叩いて、入れ替えてください。

このようなことでも、前頭葉背外側部が活性化します。

ただし、くり返しますが、こういうことが「さくさく」できるようだと、たいして活性化しません。楽々できるようならトレーニングになりません。必死で手の位置を修正するようなら、すばらしく前頭葉や頭頂葉が活性化し、立派なトレーニングになります。

苦労している人こそトレーニングになっています。さらにこっそり練習して、「さくさく」出来るようになれば、前頭葉が活性化から鎮静化に向かい、これまた脳トレになります。歳をとると物忘れが増えるなど、認知的な機能が落ちることはよく指摘されますが、じつは不器用にもなります。動作がぎこちなくなり、手順を覚えるのが難しくなり、加齢性不器用という現象が起きます。ですからこのような身体系の脳トレを恥ずかしがらずに行うことは、加齢性不器用に抵抗する術の一つです。

子どもたちの場合、今まさに、こういう機能を高めるプロセスにあるわけで、身体をとおしたトレーニングが重要になります。幼児期だったらリトミックや、あとで紹介する柳澤運動プログラムなど、小学校だったら体育などが結構大切なのです。

また、その場面でも、身体がうまく動かせることが重要なのではなく、不器用でヘタクソな状態から、スムーズな動きが出来るようになるまでが重要なのです。それが前頭葉トレーニングになるのであって、うまいヤツがいつものようにうまくやっても、脳のトレーニングにはなりません。

脳トレの効果

さて、脳トレにはどんな効果があるのでしょうか。いわゆる認知系のトレーニングは提唱されてから新しく、十分な証拠が出揃っているわけではありません。しかし、注目すべき結果は出始めています。

東北大学の川島隆太らの音読、単純計算を中心とした学習療法®がつとに有名です。認知症患者を対象とした実践でも、一般高齢者を対象としたものでも、優れた成果が報告されています。こうした療法の効果は、教育方法の効果測定が困難なのと同じように、実際上も、原理上も困難がつきまといます。それでも歩を進め、エビデンスを積み重ねる姿勢はすばらしいと思います。

国外に目をやると、認知系の脳トレ効果を調べた最大でもっともよくデザインされた研究は、ＡＣＴＩＶＥ調査でしょう。この調査は、自立して生活している平均年齢七三・六歳の高齢者二八〇〇名を対象に、記憶（言語エピソード記憶）・推論（帰納推理）・処理スピード（視覚探索と同定）に関する認知トレーニングを一回六〇分、一年間で一〇セッション行ったものです。

そして、五年間の追跡調査の結果、コントロール群に比べて、記憶（言語エピソード記憶）・推論（帰納推理）・処理スピード（視覚探索と同定）に関する認知トレーニングを受けたグループでは、それぞれのトレーニングに対応する認知機能が改善し、その改善効果は五

表６―１　脳によい生活習慣づくりの支援の例

1．グループルールの確認（できなくても責めない、いばらない、など）
2．ウォームアップ体操
3．認知症予防10か条の唱和
4．なんでも発表会（個々の楽しいエピソードを発表してもらい、エピソード記憶を鍛える、コミュニケーションをはかるトレーニング）
5．濁音たたかないなどのＧＯ／ＮＯ-ＧＯを鍛えるプログラム
6．両手指の運動
7．計算（ふつうの計算に加え、ピラミッド計算やマス計算、お買い物ゲームなど）
8．音読（名文の音読、記憶力強化を兼ねた音読、なぞり書きをしながらの音読など）
9．かな拾いなどで多角的に注意分割を鍛えるプログラム
10．脳のメモ帳を鍛えるトレーニング（文字の逆さ読みなど）
11．頭脳鍛錬ゲーム
12．イメージ連鎖記憶法（エピソード記憶を鍛える高齢者向けの記憶術）
13．言葉リレーなど知的柔軟性を鍛えるプログラム（コミュニケーション促進も目的とする）
14．楽習体操（鬼のパンツなどの振り付けや、両手両足を使った車椅子でもできる脳活性化体操）
15．唱歌やお手玉、紙飛行機飛ばしなど昔を回想しながら楽しく行うプログラム
16．クールダウン体操
17．終わりの言葉

年間維持されていました。日常生活への波及効果は十分に把握されていませんが、少なくとも、しただけのことはありそうです。それも、一年で一〇セッションといえば、月一回に満たない程度。しかしその程度で効果があるのです。筋肉をはるかにしのぐトレーニング効果です。

わたしがかかわっている楽習療法研究会でも、二〇〇八年一～三月に、千代田区の委託事業として、高齢

者一五名（平均七八・六歳）に、毎週水曜日一〇時三〇分から一時間半、計一二回、脳トレーニング（認知系トレーニングと身体系脳トレーニング）及び、運動や食事など脳によい生活習慣づくりについての支援を行いました（表6―1）。

その結果ＭＭＳＥや前頭葉機能テストＦＡＢ（Frontal Activity Battery）などで有意な成績向上が見いだせました〔ＭＭＳＥが二六・四点→二九・六点（$p<0.05$）、ＦＡＢは一三・一点→一六・九点（$p<0.05$）〕。ほかにも一二個の単語を見ていくつ再現できるかというリスト記憶では四・八個→七・二個、ストループテストなどの反応時間や得点にも向上が見られました。

第7章　こんなことでも脳は喜ぶ

ウォーキングが脳を鍛える

さて、この章で紹介するのは、あまり脳を使っている気がしないのに、ワーキングメモリーに関係する前頭葉が活性化する例です。これは、いくらでもあります。ウォーキングなどの運動や手作業、人との関わりなどです。

まずは運動です。トレッドミルを使って、ウォーキングしてもらいます。このとき、図7―1のように、頭にＮＩＲＳのフォルダをつけて脳活動を調べます。

すると、前頭葉活動がいったん上がって、それから低下していきます。楽にウォーキングができているあいだは、鎮静化が続きます。だんだんきつくなってくると、今度は前頭葉が活性化して、それが続きます。だいたい、運動強度が四〇％、隣の人と話すのがきついくら

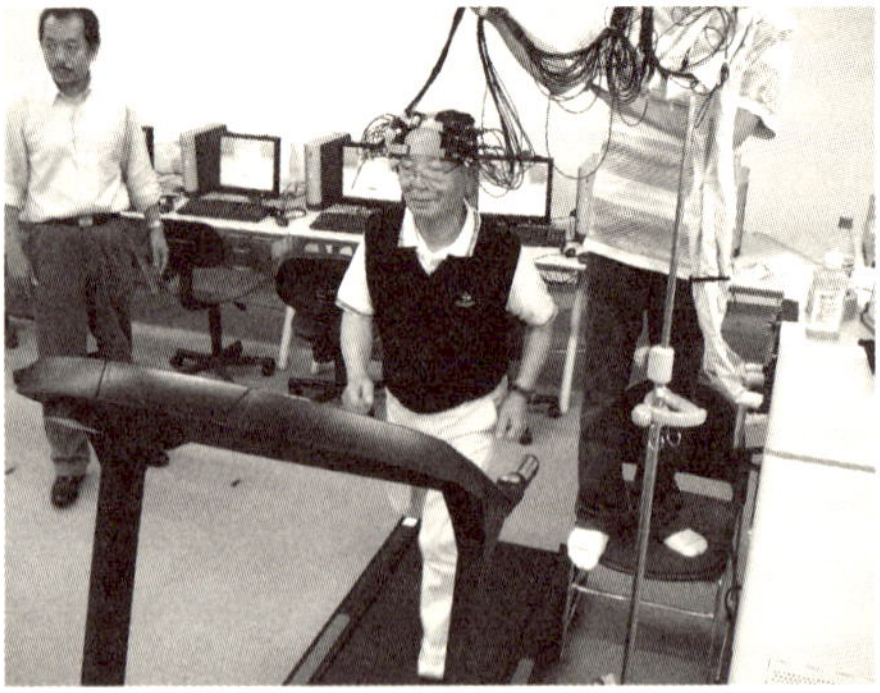

図７―１　ウォーキング中の脳の活動を調べる

いになってくると活性化します。松本市熟年体育大学ではインターバル速歩という、三分間はふつうにウォーキング、次の三分間は出来るだけ速く歩く、をくり返す方法を推奨しています。この方法をとると、初心者なら速歩時に、インターバル速歩に慣れてくると通常ウォーキング時に、前頭葉が活性化するようになります。

　このインターバル速歩実験では、速度の切り替え時に前頭葉がとくに活性化します。新しい速度に適応するまで前頭葉がしゃしゃり出てくるのでしょう。こういう切り替えが前頭葉の活性化の一つのキーのようで、たとえば自転車漕ぎ中の脳活動で、ランダムな信号に合わせて、速くこいだり、漕ぐのをピタッと止めたりすると、その瞬間、前頭葉活動がぐっと上がります。

運動が脳にいいらしい証拠

じつは運動が脳にいいらしい証拠は、結構たくさんあります。とくに高齢者向けのデータが多く出てきています。たとえば、一〇〇〇名から数万名規模の人たちを二年から四〇年くらい追いかけた疫学研究のデータが、このところ立て続けに報告されています。運動と認知症の関係を調べた多くの研究で、運動をよくしている人たちのほうが、アルツハイマー症を含めて認知症になりにくいと報告されています。また、高齢の人たちでは、運動習慣がある人のほうが、記憶に関係する海馬や前頭葉が厚い、簡単にいうと脳が若いという結果が出ています。

アメリカの研究では、六五歳以上の人たちに週三回一日四〇分のウォーキングを六ヵ月続けてもらい、脳をＭＲＩで追い続けるという研究が行われました。

その結果、脳が厚くなったのです。とくに、やる気や意欲にかかわりの深い、前部帯状回が厚くなりました。もともと高齢者がウォーキングなどの運動を始めると、うつ傾向が減るとか、意欲がわいてくるようになるという心理データは報告されていました。それが、脳の変化による可能性が出てきたわけです。

こんなふうに並べていくと、いかにも新発見のようですが、ネズミでは、身体をよく動かしているほうが脳が重くなったり、働きがよくなることは、一九六〇年代からの常識でした。実際、ネズミに自発的な運動をさせると、海馬が重くなり、記憶テストの成績がよくなります。そのメカニズムも、少しずつわかり始めています。運動刺激や運動の習慣化によって、一種の成長ホルモンが分泌を増し、脳を育てる物質の分泌を増したり、その働きをサポートしたりするのです。

一九九八年以降、新しく生まれた神経細胞を赤く染める技術が出てきました。その技術を使うと、自発的に運動をよくしているネズミと、あまり運動をしないネズミとでは、はっきりとした差が出ます。記憶に関係する海馬で、自発的な運動をしているネズミのほうが新しい脳細胞が格段に多くなります。ヒトの脳でもこれと同じことが起こっていることを示すMRI結果も出てきています。ですから、最近ウォーキングを始めたあなたの脳は、新しい脳細胞が多く、ちょっと運動不足のあなたの脳は、あまり……と思ってもいいでしょう。子どもも同様です。

わたしたちは、第5章でやってもらったテストを使って、中高年の人たちにウォーキングやインターバル速歩を実施してもらい、歳とともに低下しがちな認知機能テストの成績がどう変わるのかを調べています。その成績を見ると、ウォーキングやインターバル速歩をしていると、その成績がよくなっていくのです。ですから、これまで紹介したテストで、ちょっとつまずいたとか、少し心配だと思った方、「歩きましょう」「運動しましょう」。

また、こんな実験も行われています。遺伝子を操作すると、アルツハイマー症を発症するネズミをつくることができます。アルツハイマー症の発症や進行には、脳内にアミロイドベータというタンパク質の蓄積がかかわりますが、この遺伝子操作で、脳内のアミロイドベータの量が増していきます。このネズミに、迷路トレーニングをひたすら実施するという実験が行われました。

迷路トレーニングは、白濁して下の見えない池に足場があり、その場所を試行錯誤しながら探します。何回かやっているうちに、ネズミは足場の場所を覚え、最短でたどり着くようになります。そうなったら足場の場所を変えて、トレーニングをくり返します。「脳トレ」＋「運動」といったところですが、結果、アミロイドベータの蓄積が止まり、認知機能の低下が抑制されたのです。この話が、ヒトでどこまで成り立つのかは不明ですが、しっかり身体を動かして、頭を使うことが大切だということを示唆する実験ではあります。

面倒なことをすること、こころを込めること

わたしたちは、音読や単純計算が前頭前野を活性化するという話が世間に広まり始めたころから、組み立て遊具やプラモデル、陶芸などをつくっているときの前頭葉活動を、NIRSで調べてきました。とくに、ひねもす®やガンプラ®は本腰を入れて調べ、作成時に前頭葉が活性化すること、その後、計算速度が一割ほど速まることなどを報告しました。

その後も、クラフトづくり、そば打ち、料理、ジグゾーパズル、コラージュ、のこぎり引き、のこぎりの目立てなど、手を使った作業をしているときの脳活動を調べ、ものづくりで前頭葉が活性化するという結果を得ています。これは子どもの場合も同様です。

最近、図工や美術や家庭科の時間が軽視されていると聞くと、危惧を感じます。逆に、わたしの住む諏訪地方は、高度生産技術の集積地帯の一つですが、その諏訪市は市をあげて「ものづくり教育」を実施し始めました。そんな話を聞くとほっとしたりもします。

わたしたちは、〇〇をすると前頭葉が活性化する、という実験のほかにも、その〇〇を行う方法や気のもちようでの違いを調べています。

たとえば、人参の皮を剝くのに、ピーラーを使って剝く場合と、包丁で剝く場合を比較しました。一応、ピーラーでも前頭葉は活性化します。しかし、包丁を使うほうがはるかに活

性化します。あるいは、掃除機を利き手でかけるときと、利き手でないほうの手でかける場合では、利き手でないほうが活性化します。同じやるなら、面倒な方法でやったほうが、前頭葉は活性化しやすくなります。

キャベツの千切り実験は、非常に再現性のいい実験です。いつものようにキャベツを千切りするときと、「こころを込めて」千切りするときを比較しました。どちらも、高度な運動作業なので、前運動野、運動野、体性感覚野が強く活性化します。しかし、前頭葉には大きな差が出ます。明らかに「こころを込めた」ほうが活性化するのです。

千切りばかりではありません。雑巾がけ、洗濯物を畳む、計算ドリルの場合ですら、「こころを込めた」ほうが活性化します。両親や祖父母、先生などから、なにごとを行うにも、こころを込めてしなさい、といわれたことがあると思います。そのほうが前頭葉は活性化しやすく、活性化↓鎮静化のプロセスを踏みやすくなるのでしょう。

どんどん道徳っぽい話になってきましたが、案外、道徳や習慣の裏には、脳的な合理性が潜んでいるのかもしれません。

面と向かうこと

コミュニケーションも前頭葉の活性化の一つのツールになりそうです。

信州大学の野外教育の平野研究室と共同で、話の内容はほとんど同じになるように工夫して、携帯電話で話しているときと、面と向かって会話をしているときの脳活動の比較をしました。その結果、対面で会話するほうが前頭葉が活性化していました。

前頭葉の機能には、表情を読んだり、空気を読んだりする力も含まれる、と第4章で述べました。そこから考えれば、ある意味当たり前のことですが、面と向かっていたり、同じ空間を共有したりしていると、それだけで勝手に脳が相手の表情を読んだり、空気感を感じ取ったりして、前頭葉が活性化するようです。

ただ、その分、人といるのはストレスにもなります。その点から見ると、携帯電話時の前頭葉活動が低いことは、ストレスが小さいことを意味します。ですから、携帯電話のほうが楽に長く話せる。癒される。嫌なことをいわなければならないときは、面と向かうよりは携帯電話のほうが楽だということです。脳が鎮静化するから携帯はダメ、という話ではないのです。

活性化するというと、なんだか全面的にいいことのように聞こえる場合もありますが、必ずしもそうではありません。癒しやリラックスが目的なら、鎮静化したほうがいいこともあります。ただ、子どもの成長のうえでなにが大切かとか、超高齢化社会に向かって、今までと違う脳の刺激の仕方としてなにが必要かという話になると、脳は活性化したほうがよく、たとえば会話するならやはり面と向かって、という話になります。最近、信州大学の寺沢研究室と共同で、マージャンを人と行う場合と、DSで行う場合の脳活動を比較しました。当然ですが、人と行うほうが活性化していました。

活性化から鎮静化のプロセスが重要だとすれば、対人的な情報処理に基づくストレスに近い活性化が、慣れてきて鎮静化していくそのプロセスが重要ということになります。

営業が苦手だが、相手に合わせられるようになってきた。プレゼンテーションが苦手だが、度胸がついてきた。人づきあいが苦手だが、二〇分ならなんとなるようになった。学校が嫌だけれども、まあまあ通えるようになった。

結局それが「成長」であり、脳の成長でもあるわけです。そしてその機会は、いくつになってもあり続けるのです。

ゲーム脳、音楽脳

テレビゲーム中の脳が鎮静化しているという話が、一時期よく取り上げられていました。たしかに、ゲーム中の脳活動、とりわけ前頭葉の活動を観察していると鎮静化していくのがわかります。最初の数分は活性化するのですが、その後は鎮静化するのが一般的です。はたから見ると興奮しているようなパチンコの場合でも、実際に前頭葉活動を調べると、鎮静化が起こっています。人気のあるタイトルや台ほどその傾向が強く、急速な鎮静化こそユーザーを癒し、没頭させ、日々の憂いを忘れさせ、時間感覚を消し去ってくれるのだと思います。ダメな台ほど前頭葉は活性化しています。

みなさんは前頭葉を活性化させるテストを体験されたのでよくわかると思いますが、活性化とイラつくことは重なりやすいのです。「癒し」や「ストレス解消」「切り替え」が目的なら、ゲームを否定する必要はまったくありません。

音楽を聴く場合も、前頭葉は鎮静化していきます。それほどたくさん調べたわけではありませんが、たとえばフルートの生演奏を聴くと、聴覚野だけが活性化して、前頭葉は鎮静化していきます。ロックの場合でも、聴き慣れていない人では、つまらないパチンコ台のような弱い活性化が現れるのですが、ロックを聴いて二〇年、ロックを聴きながら心地よく眠りに入ることもできるというオヤジだと、ディープ・パープルの「ハイウェイ・スター」で、きっちり鎮静化していきます。

しばらく前にNHKのみんなの歌で「おしりかじり虫」という曲が流行りました。「おしりかじり虫～」「おしりかじったら～」「おしりかじり虫～」と、奇妙でしかしアトラクティブなフレーズがくり返される映像つきの歌です。一度聴いたら耳に残りやすい曲で、子どもたちから人気が出ました。この曲がブレイクの気配を見せ始めたころに、某テレビ局から、この曲を子どもが聴いているときの脳活動を調べてくれないかと依頼されました。

小学三年生の男の子で調べましたが、やはり鎮静化しました。「おしりかじり虫」の連呼とか、あるフレーズのくり返しとか、サビのようなところでは聴覚野、運動野、視覚野などが活性化するのですが、全体的には鎮静化します。全体的には鎮静化しながら、ぐっと活動が増す場面が、時どき現れるわけです。パチンコ業界では、海シリーズが大きなシェアを占めてきましたが、それをユーザーが打っているときの脳活動にとてもよく似ていました。

ゲームも音楽も、癒しやリラックスを求めるのならば、それはそれでオーケー。しかし、それだけで脳を鍛えようと思っているなら、ちょっと違うよ、ということです。

テレビゲームで脳を鍛える

ゲーム業界がよく勉強しているのか、ＤＳやＷｉｉでは、前頭葉を活性化するという観点から見ると不利な立場にあるゲームを利用して、前頭葉を活性化する工夫がたくさん見られます。たとえば、Ｗｉｉでは、運動とコミュニケーションをゲーム化することが目指されており、これは運動やコミュニケーションが前頭葉を活性化しやすいという話と一致します。ＤＳの場合も、「大人の脳トレ」に代表されるように、ワーキングメモリーをより使うようにゲームが工夫されていますし、ペン入力の導入は前頭葉の活性化を促進します。

わたしたちは、二〇〇七年夏に保育園の年長さんから小学二年生を対象として、ＤＳを使った実験を行いました。これまでの研究から、テレビゲームでは五分もプレイすれば前頭葉が急速に活動を低下させることがわかっていました。テトリスの実験から、タイムトライアルさせたり、友達と競争をさせたりすると活性化しますが、残念ながらそう長くは続きません。

そこで、ワーキングメモリー実験や、ＧＯ／ＮＯ-ＧＯ課題（後述）実験の結果を踏まえてプログラムを試作し、実験を行ったわけです。結果、子どもの前頭葉を活性化させる条件をいくつかあぶり出すことができました。

①　ワーキングメモリーを使う「間」を与える

ワーキングメモリーは、ある目的のための一時的な記憶です。これが思考の基礎過程だと考えられています。すばやい反応を求めるだけでは、脳は自動化を進め、前頭前野は鎮静化してしまいます。わずかな時間でも「間」を置き、記憶を保持させると、前頭前野が活性化します。

②　がまんさせる

行動や気持ちを抑制することも前頭前野の重要な機能です。この機能があってはじめて、「あることを覚えておきながら、あることをする」という多重な知的作業も可能になります。実際、あるパターンの反応を覚えさせ、急にパターンを変え、その反応を抑制する、がまんするような課題で前頭前野が活性化しました。

③　楽すぎず、きつすぎず

自分にとって楽すぎると前頭前野はあまり働きません。きつすぎても働きを止めてしまいます。ちょっとがんばれば出来る、その難易度が重要でした。

④　一〇分程度を目安にする

工夫を凝らしても一〇分を超えるゲームになると脳の自動化が進み、前頭前野は鎮静化してきます。それがリラックスや心地よさにつながるのですが、それではトレーニングになりません。一〇分くらいで区切りをつけることが重要です。

⑤ 達成感を与える

できた、わかった、なるほど、あっそうか！　えっへん！　そういうときに脳は活性化しました。

⑥ ペンを使う

ボタン入力より、ペン入力のほうが前頭前野は活性化します。

はまりやすい子ども

子どもにゲームを与える場合は、これらの条件を踏まえコンテンツを吟味しましょう。これらの条件からはずれたコンテンツでは、ゲームは癒しのためとわり切りましょう。そして一日のうちどのくらい癒されているのが適切かを考え、出来るだけ親がかかわって、「妙な」のめりこみが起きないようにしましょう。

テレビゲームはアクティブに脳を癒す優れたツールです。また、使いようによっては脳を鍛えることもできます。実際、ＤＳの知育シリーズもそうですし、教育工学の人たちが連綿と蓄積してきた、コンピュータを利用した学習支援ソフトの開発ノウハウは、今も、これからも大量にゲーム機に流れ込んでいきます。そして、学習の遅れている子や、発達障害への個別支援ツールとしても、存分に力を発揮していくことになるでしょう。

問題があるとすれば、「アクティブリラックス（似た動作や判断の反復による癒し）」に、はまりやすいタイプがいると考えられている点です。どういうタイプかというと、こだわりが強い子、コミュニケーションが苦手な子、多動傾向のある子、不注意傾向のある子です。こういう子たちが、比較的はまりやすく抜けにくく、こだわり、対人回避、多動、不注意などの傾向が増悪していくという報告があります。これらの傾向には遺伝性がある程度想定されています。また両親もすでにゲーム世代でしょうから、自分の経験から、「そこから先、やり続ければ、廃人?」と危険を感じるようならば、そこはやめさせどきです。『ジャンプ』の漫画家の話でもしてあげればいいでしょう。

やめさせ方も、「止めろ」とか、「家のルールだ」でもオーケーですが、こんな手もあります。ドラクエⅢが流行ったころに行った実験です。子どもにドラクエをしてもらい、夢中になったころ（前頭葉が十分鎮静化したころ）に、保護者が「で、そのダンジョンどうやって乗り越えればいいわけよ」と、いきなり話しかけます。そうすると、それだけで前頭葉は一気に活性化します。話しかけるのが、おじいさんやおばあさんだと、説明が大変なせいか、さらに活性化します。

おもしろいことに、そうやって一回活性化してしまうと、なかなか長く遊べなくなります。鎮静化した状況だから二時間でも三時間でも遊んでいられるのですが、脳が活性化してしまうとなかなか入り込めなくなり、長時間遊戯がきつくなります。「ウザイ」わけです。

笑う

そんなことをしながら大笑いしたりすると、それで脳活動が高まります。笑いは免疫力を高めるとか、血糖値の急激な上昇を抑えるとか、身体にいいという話はよく聞くと思いますが、前頭葉も活性化します。笑わせようとするほうも活性化しますし、それで笑えば、笑ったほうも活性化します。残念ながら、ちっともおもしろくないと脳は鎮静化してしまいますが、無理に笑顔をつくれば活性化します。

みなさんの周りに、しょうもないダジャレをいう人がいると思いますが、それはそれ、その人にとっては脳トレなのです。やさしく見守ってください。笑うのはつらいかもしれませんが、無理に笑うと、あなたにとっても脳トレになります。単に冷たくあしらうより、無理にでも笑うと脳は活性化します。

笑顔が次つぎと出てくるスライドショーを見せる。それだけでも、とくに、右前頭葉が活性化しやすくなります。無理にでも笑っているほうが、周りの人にとっていいのかもしれません。富山大学の小野武年らは、サルの扁桃体が笑顔、ことに身近なものの笑顔で活性化することを見いだし、情動の発達にとって親しいものの笑顔が欠かせないと考えています。もしかすると、笑顔の多い家庭とか、学校とか、地域というものは、それだけで脳を育てることにつながるのかもしれません。

いいところ探し

第1部で、「見ることは好きになること」という話や、保育園での「きらきら率測定」「にこにこ率測定」の話をしましたが、コミュニケーション関係では、お互いに見つめ合うということと、笑うということが相当大きいのだと思います。

本来、他者の目線は恐怖の対象であっても、少しもおかしくありません。同種はそもそも餌を共有する敵ですし、群生の動物の場合、目線を合わせることは、外から危険が迫ったサインでもあるからです。それでも、敵意のないことを示す笑い、服従の笑い、大笑いなどが、その恐怖を上書きするシステムになっています。それが、愛や信頼を生み出すメカニズムとして機能しているのかもしれません。

単に形式的な笑いや、服従の笑いではなく、こころの底からの尊敬をこめた笑いだともっといいのかもしれません。

あるグループに、旦那さんまたは奥さんのよいところについて思い出してくださいといいます。二〇秒間思い出して、それから一〇秒のレストタイムを置き、今度は嫌なことを思い出してくださいといいます。それをくり返し五回行います。地獄のような（?）実験ですが、嬉しいことに、いいところを思い出すほうが、嫌なところを思い出すよりも前頭葉が活性化します。上司が部下のいいところを考えても同じですし、部下が上司の尊敬できるところを考えても同じです。

第1部で紹介した、解決志向ブリーフセラピーの基本対応は「コンプリメント」でした。褒めることです。相談にきてくれたこと、今、目の前にいてくれること、服装、文句のつけどころ、なんでもいいから褒める。そうすると、相手の脳が働きやすくなります。前頭葉が休まって、聴覚野だけが活性化し相手の言葉がよく入ります。

同時に、自分の前頭葉も活性化するわけですから一石二鳥。どうせなら、抽象的に褒めるよりは具体的なほうがいい。四ついいところをあげて褒めるなどは、互いにとって強力な脳トレです。最近、学校や職場で、いいところ探しシートをつくっているところがありますが、その脳的な意味がここにあると思います。

叱られるのも捨てがたい

コミュニケーションが大事。これだけだと、なにか温かいコミュニケーション関係だけがよいという話になってしまいがちですが、必ずしもそうとは限りません。

こんな実験もあります。わたしの研究室に、校長先生や教頭先生がたくさんこられ、あれこれ実験したことがありました。その中で、校長がクレームをつけられているときの脳活動と褒められているときの脳活動を比較しました。

単純に前頭葉が活性化されているかどうかだけだったら、怒られているときのほうがよいのです。怒られたりすると、ぴしっとしっかりして、頭を使い、ワーキングメモリーを働かせるのかもしれません。逆に、褒められると前頭葉は癒され鎮静化します。

ここで興味深いのは、褒められているときには、左側の聴覚野だけが反応していることです。一方、叱られているときには、これとは逆に右側が反応しています。つまり、叱られるときは、言葉がリズムとして聞こえてしまうのではないかということです。ところが、褒められているときは、リズムとして聞こえず言葉が一個一個染み込むように入ってくると想像されます。

怒って前頭葉を活性化させて、反対にやさしくいって言葉を脳に入れる。昔からいわれているやり方ですが、そのダイナミズムが成長にとって必要だと思います。つまり、褒めて育てたり、叱って育てたりは、結局バランスの問題です。叱られたり、怒られたりということも、とても大切になってくるのです。

止める力、切り替える力

もう一つ前頭葉機能テストをご紹介します。FABという臨床用の前頭葉機能テストバッテリに採用されているものです。反応選択課題と、GO／NO-GO課題とから出来ています。

「わたしが指を一回ポンと叩いたら、続けて自分の指で二回ポンポンと叩いてください」（※机を指で叩きます）

「こんどは、わたしが指で二回ポンポンと叩いたら、自分の指で一回ポンと叩いてください」

「では今の約束を守って、わたしに続いて、自分の指で叩いてください」

1　1　2　1　2　2　2　1　1　2

これが反応選択課題。ここまで読んだみなさんなら、ワーキングメモリーを使いながら、ミラーニューロンの働きなどから、つい同じ動作をしてしまうのを「抑制」し、反応しなければならない課題であることがわかると思います。

もう一つ。今度は、GO／NO-GO課題です。刺激を弁別して反応を選択する点は、反応選択課題と同じですが、反応しない（NO-GO）「反応」が要求されます。行動や感情を抑制する力にかかわるテストとしてよく知られています。

「こんどは約束が変わります。わたしが指を一回ポンと叩いたら、同じように自分の指で一回ポンと叩いてください」

「こんどは、わたしが指で二回ポンポンと叩いたら、自分の指は動かさないでください」

「では今の約束を守って、わたしに続いてやってみましょう」

1　1　2　1　2　2　2　1　1　2

わたしたちは、このテストに似たGO／NO-GO課題を用いて、子どもたちのテストパフォーマンスを調べています。

ランプ提示装置とゴム球、PCからなるシステムで、最初は、赤いランプが点灯し、ランプがついたらゴム球を握ってもらいます。次のテストでは、赤いランプと黄色いランプがつきます。赤いランプのみ握って、黄色いランプでは握りません。指のGO／NO-GO課題に似ています。最後のテストでは、赤と黄色のランプがつくのは同じなのですが、ルールが変わり、黄色のときだけゴム球を握ります。赤では握りません。

体験していただくとすぐわかるのですが、止めるのがなかなか難しく、エネルギーを使う感じがします。実際、とくに右前頭葉が強く活動します。嫌ないい方ですが、犯罪をくり返す人たちなど衝動性の高い人は、こういうテストの成績が悪いことが多く、またテストをしているときに、右前頭葉の活動が低下する傾向にあるそうです。

注意力、抑制力を育てる

さて、このGO／NO-GO課題の成績ですが、一九七〇年ごろのデータでは、出来る子の比率は学年を追うごとに順調に増えたものの、一九九八年では二〜四年成長の遅れが生じているのではないかと思わせるデータが得られています。

「今の子どもはキレやすい」という議論に直結しやすいデータです。実際、その手の議論ではしばしば引用されています。ただ、昔のデータの数そのものが少ないですし、本当に昔の子どもに比べて今の子どもの注意力や抑制力が低いのかというと、わたし個人としては疑問に思っています。が、危険性をはらむ怖いデータであることは確かですから、子どもたちのGO／NO-GO課題の成績がよくなるようななにかを探すことが重要になります。

そして見いだしたのが、柳澤運動プログラムとチャレンジ型の自然体験活動です。

柳澤運動プログラムは、幼児を対象に遊びを体系化することで、縄跳び、跳び箱、側転、逆上がりなどが出来るようになっていくものです。今どきの子どもは、木登りなどの外遊びをしておらず、腕で自分を支えたり、逆さになったり、タイミングよく跳んだりといったことがなかなかできません。ですから、縄跳び、跳び箱、側転、逆上がりなどが出来るようになるだけでも驚異的なのですが、なんと、GO／NO-GO課題の成績も向上します。このプログラムをしていない園の子どもに比べてよいのです。しかも小学校入学後もその差が維持されます。


「話しかけたときに、聞いていないような気がする」

「反抗しているわけではないが、指示に従えない」

「課題や活動を順序立てて行うことが難しい」

「ほかからの刺激で注意がそがれる」

「手足をそわそわ動かす、またはモジモジする」

「じっと座っていることができない」
「静かに遊ぶべきときに静かに遊んでいられない」
「ジッとしているときに、ジッとしていられない」
「しゃべりすぎる」
「順番を待てない」

こうした注意力や抑制力に関する質問項目でも差が出ます。

生きる力を育てる

チャレンジ型の自然体験も、注意力や抑制力、生きる力の向上に役立ちそうです。たとえば、わたしは〇七年度妙高青少年自然の家主催の「一五日間お手伝いとキャンプの旅」にかかわりました。小学四年生から六年生までを対象に、最初の三日はふつうのキャンプをします。次の五日は、おじいさんおばあさんだけがいるような家に民泊します。そこで、ひたすらお手伝いします。それから、次の五日は離島で、自分たちで計画を立て行動します。

そうすると、「生きる力テスト」（橘ら）の成績が向上しました。表7―1はその項目の抜

表7—1　生きる力テスト（抜粋）

・嫌なことは、嫌とはっきりいえる。	・小さな失敗をおそれない。
・人のためになにかをしてあげることが好きだ。	・人の心の痛みがわかる。
・先を見通して、自分で計画が立てられる。	・自分で問題点や課題を見つけることができる。
・暑さや寒さに、負けない。	・とても痛いケガをしても、がまんできる。
・誰にでも話しかけることができる。	・失敗しても、立ち直るのがはやい。
・花や風景など美しいものに、感動できる。	・季節の変化を感じることができる。
・多くの人に好かれている。	・だれとでも仲よくできる。
・人の話をきちんと聞くことができる。	・その場にふさわしい行動ができる。
・自分のことが大好きである。	・だれにでも、あいさつができる。
・ナイフ・包丁などの刃物を、上手に使える。	・洗濯機がなくても、手で洗濯ができる。
・自分から進んでなんでもやる。	・前向きに物事を考えられる。
・嫌がらずに、よく働く。	・自分に割り当てられた仕事は、しっかりとやる。
・早寝早起きである。	・からだを動かしても、疲れにくい。
・自分勝手なわがままをいわない。	・お金やモノのむだ遣いをしない。

平野吉直、関根幸文、橘直隆「長期自然体験活動が子どもの「生きる力」に及ぼす影響」青少年の自然体験活動の評価に関する調査研究会（2003）。

粋です。

また、GO／NO-GO課題の成績も向上し、テスト時の下前頭回の活動も高まります。ちゃんと成績がよくなっているという結果が出たのです。詳細は『キレない子どもの育て方』（集英社）をご覧ください。

みんなでごちゃごちゃやって、ご飯も自分でつくって、笑うときは笑って、攻撃性もきっちり出して、ひどいことやったらしっかり怒られて、というのが子どもの成長に必要なのはいうまでもありません。また、中高年も、七〇歳くらいが寿命である時代はいいにしても、今後は一〇〇歳くらいまで生きていかなければなりませんから、こういう刺激を、七〇のとき、八〇のとき、九〇のときと、何度も何度も味わわなければいけないのだと思います。

食事と脳

最後に食事の話で終わりましょう。当然ですが、脳は食べ物でできていて、食べ物で動いています。結論からいうと、保健便りを読めば大丈夫。基本的に体によい食べ物は、脳によい。さらによくしたければ、おいしくつくって食べるという話です。

脳は、水分を除くと半分は油です。ですから、油をきっちり取るのは重要です。とくに高齢者の場合、あまりコレステロール値が落ちると脳機能が低下することが知られています。といっても、メタボの目立つお父様方は、そのコレステロール値でよしとしてはいけないわけで、結局、そこで生活習慣病の予防と同じ話が出てきます。バランスよく油をとりましょう、肉系の油だけでなく、魚系の油や、植物系の油をとりましょうということです。実際、認知症予防の観点からすると、週三皿以上の魚をとったほうが認知症のリスクが低下することが知られています。

また、甘いものも嫌われがちですが、ブドウ糖が脳にとっては唯一のエネルギー源です。

筋肉と同じ量のエネルギーを脳は消費しますから、エネルギー不足は脳を直撃します。だから、一日中、こまめにエネルギー供給する必要があるわけで、消化の遅い米や全粒穀物で安定供給、とくに朝ごはんは大事です。子どもたちが朝食を抜くというのはもってのほかで、成績に影響するというのもよく知られています。さきの我慢するテストをやっているときに脳活動が増す場所と、朝食を食べたあとに血流があがる場所はほとんど一致します。

それからアミノ酸、ビタミン、ミネラル、食物繊維も必要です。認知症予防では、野菜摂取、とくに緑黄色野菜摂取量が多いほうが認知症になりにくいという結果がよく出てきます。

これらをまとめると、旧来の日本食に、肉、牛乳、乳製品、果物などバランスよくとることが重要なのです。たとえば「まごわやさしい」。ま（豆類）、ご（ごま類）、わ（わかめ、海草類）、や（野菜）、さ（魚）、し（しいたけ、きのこ）、い（イモ類）が食卓にあるようにすると、バランスが取れてきます。

そして、できればそれをおいしくいただきます。たとえば「うまみ」とか「こく」といわれているもので、「うまみ」はアミノ酸のバランス、「こく」は脂質と糖質とアミノ酸のバランスになります。だから、うまくおいしくつくれば脳も喜ぶのです。

最後に規則正しい生活です。脳を守り育てる基本は、生活習慣病予防と一緒。だから、保健の先生の話を真面目に聞きましょう。保健便りをゴミ箱に直行させるなんてもってのほか。

あの文章のうえに、つねに「脳によい」と書き沿えながら読みましょう。

おまけ　ひらめきに迫る

最後のおまけとして、ひらめきと気質について考察します。

現代日本のような成熟社会では「ひらめき」が求められています。たいがいのことはしつくされ、考えつくされ、ブレークスルーは「ひらめき」。なんだか、神頼みのような様相です。

この一〇年弱、脳科学の世界でも「ひらめき」の正体について、あれこれ実験されるようになってきました。茂木健一郎がテレビで盛んに紹介している画像の一部が変わるモーフィング実験、変な図形を見ていると動き出したりする錯視実験、古くはなぞなぞ的な実験など、「AHA体験」と呼ばれる場面での実験が行われています。

「大きな木は運べるけれど、小さな針は運べないもの、なあに？」

ひらめきというのは、「なるほど」「そうだったのか」と手を打ちたくなるような発想です。このなぞなぞで、答えを思いつき、ひらめけば、「あ、そうか」「A‐HA」となるわけで、これが「AHA体験」と呼ばれるものです。

答えは「川」。

答えを教えられて、「あ、なるほど」となるのも「AHA体験」です。モーフィングでも錯視でもそうですが、この「AHA体験」時の脳活動をNIRSで観察すると、とくに右の前頭葉、頭頂葉、側頭葉が活性化します。右前頭葉は空間的なワーキングメモリーにかかわるところ、左側頭葉は意味の理解に深くかかわるところですから、まあ、納得の観察結果です。

もっと瞬間的に、「AHA」の瞬間の脳活動をとらえると、前頭葉、側頭葉、角回などのほか、記憶のネットワーク構築にかかわる海馬が強く活性化することも知られています。それから、「AHA」は気持ちのいい体験でもありますから、腹側被蓋から扁桃体、側坐核を経て前頭葉に至るA10系（報酬系）も活性化します。

こうした結果から、「ひらめき」とは、視覚、聴覚、体性感覚などの情報が一気に統合され、新しい記憶回路が形成されることだと考えられます。しかも、どうやらそれが快感らしい。

ひらめきに必要な、材料と方向

まず注目しておかなければいけないことは、ひらめきの材料は、与えられた情報や脳の中にあるらしいということです。まったく新しい「ひらめき」が天から舞い降り、脳になかったことが生まれるわけではないらしい。すでにあるものの新しい組み合わせが「ひらめき」らしいのです。

ですから、ひらめきに必要なリソースは抱えていなければいけません。あるいは、ひらめきの具体的な姿は見えないにしても、「ひらめき」に役立ちそうなリソースを集めることはできますし、また集めなければひらめきも生まれてきません。第1部でお話しした、「リソース探し」が、未来に対して「ひらめく」ために必要なのです。

もう一つ、「ひらめき」には解かれていく方向のようなものが必要です。たとえば、「大きな木は運べるけれど、針は運べないもの、なあに?」と問われたとき、具体的な像は結ばないものの、漠然とした答えの方向は見えています。解ける予感があります。絵の一部が変わる動画でも、どこかに変化があることはわかっています。仕事の企画などではもっとはっきりしていて、そこにこの企画がくると、あれも解決し、ここが一気に変わるといった、解決後の姿はなんとなくわかっています。

そう、「ミラクルクエッション」をかけられたような、解決を前提としたような状態が、「ひらめき」の前に必要なのです。目的とまではいえないものの、解決に向かっていく「方向性」のようなものは不可欠です。自分の視線の向きが、原因の方向、過去の方向ではなく、解決の方向、未来の方向を向いていること。そういうメタ認知が「ひらめき」を促進します。

発想の癖、パッションの方向

そもそも脳はいつでもウゴウゴと揺らいでいて、なにかの加減で新しいネットワークが生まれていきます。その新しいなにかが生まれる方向に、思考の向きを整えておくことは有用です。「ひらめき」を生むためには、リソースが必要だし、「ひらめき」の方向が必要。とくに、未来方向に目を向けておくことが必要です。

このとき、気をつけておくといいのは、ウゴウゴ揺らぎながらなにかが生まれるとき、人によってその生まれ方に傾向のようなものがあることです。いわば発想の際の「脳の癖」ですが、その癖に合わせて発想していくと「ひらめき」やすくなります。パションと発想が一致しやすくなります。

人がなにに対して強いパッションを抱くかは、その「気質」によって異なります。アメリカの精神医学者ロバート・クロニンガーは、人間の気質や性格を七つの因子で分類できると提唱しました。このうち、今考えておきたいのは、生物学的で遺伝的な要素の強い次の三つです。

・Novelty Seeking（新奇探索傾向）
・Harm Avoidance（損害回避傾向）
・Reward Dependence（報酬依存傾向）

新奇探索傾向の強い人は、新しいものが好きで、刺激的なことを追い求めがちです。チャレンジ精神が旺盛な反面、興味がうつろいやすく飽きっぽい。そのときの気分によって行動し、注意散漫で規則に縛られることを嫌い、お金を貯めるよりは使って楽しむ傾向にあります。

損害回避傾向の強い人は、安定を好み、リスクを嫌います。心配性で、なにかにつけてうまくいかないことを怖れ、熟知している分野で力を発揮する一方、慣れ親しんだ環境にいないと落ち着きません。人見知りで、知らない人と会うと緊張し、反面親しい人には過剰に合わせてしまう面があります。

報酬依存傾向の強い人は、人から認められたい、人から好かれたい、愛されたいという気持ちが強い。仲間や家族の支えを欲し、他人の目を気にします。自分を認めてくれる人のために全力を尽くすも、周りから評価され、愛されていないと感じると不安になります。人に認められたいがために能力以上のことをやろうとしたりもします。甘えん坊という側面と、やくざ社会や体育会系集団のような親分・子分関係が心地よく感じる側面をもちます。

クロニンガーによれば、三つの傾向はそれぞれ固有の神経伝達物質の作用に依存していきます。新奇探索傾向はドーパミンに、損害回避傾向はセロトニンに、報酬依存性はノルアドレナリンに関係しているといいます。

クロニンガーの説には批判も多いのですが、裏づけとなる研究結果もいくつか提出されています。たとえば、ドーパミン第四レセプター遺伝子内の塩基くり返し回数が多いほど、新奇探索傾向が強まり、またセロトニンの再吸収を行うトランスポーターが遺伝的に少なく、セロトニンが不足しがちな人では、損害回避傾向が強まることが、明らかになっています。

日本人の場合、一般に新奇探索傾向が弱く、損害回避傾向、報酬依存傾向が強くなります。右で述べた遺伝子に関する調査では、ドーパミンのレセプター遺伝子の塩基くり返し回数については、四回以上のくり返しが見られる人の割合が、アメリカ人で四〇％、ブラジル人では七〇％にもなるのに対し、日本人はわずか七％しかいません。また、セロトニンのトランスポーターに関しては、セロトニンが不足がちになる遺伝子をもつ人の割合が、アメリカ人の四〇％に対し、日本人では九〇％以上にもなります。

次ページに示した「気質チェック」を記入して、あなたの気質を確認してみてください。

気質とひらめきと口癖

この「脳の癖」を利用してひらめきを促進しようというのがここでの提案です。

新奇探索傾向の強い人は新しい刺激や環境を好むので、異なる考え方や感性、環境に囲まれやすい。そこでキーワードとして、「同じだ」「似ている」を使ってみましょう。そうする

● 気質チェック ●

次の各項目で当てはまるものに○を付け、A、B、Cそれぞれの○の数を三角のチャートに書き入れてください。

A　新奇探索傾向

とにかく新しいものが好きだ	
規則や常識にとらわれるのは嫌いだ	
前をぐずぐず歩いている人がいるとイラつく	
一度聞いた話は聞きたくない	
お金は貯めるよりも使うためにあると思う	
スリルに富むことや興奮することが好きだ	
難しい規則や取り決めなしに物事を進めたい	
前例にとらわれず、自分の考えで進めることが多い	

B　損害回避傾向

ぐっすり寝ても朝まで疲れが残り、やる気が出ない	
どちらかといえば人見知りするほうだ	
男は経済力や安定性が大事だと思う	
たんたんと仕事をこなすのが好きだ	
人に頼まれると嫌といえず、つい引き受けてしまう	
プレゼンや会議の前にはいつも緊張してしまう	
将来を不安に感じることがある	
リスクマネジメントこそ大事だ	

C　報酬依存傾向

誰かにプレゼントを贈るのが好きだ	
悩み事を自分で抱え込まず、誰かに相談する	
キレて物を投げたことが実はある	
仕事の成果を周囲に褒められるとやる気がでる	
テレビや映画で感動して涙が出る	
人の誘いはなるべく断らない	
周りの人間を笑わせることが得意だ	
周囲からの評価が気になる	

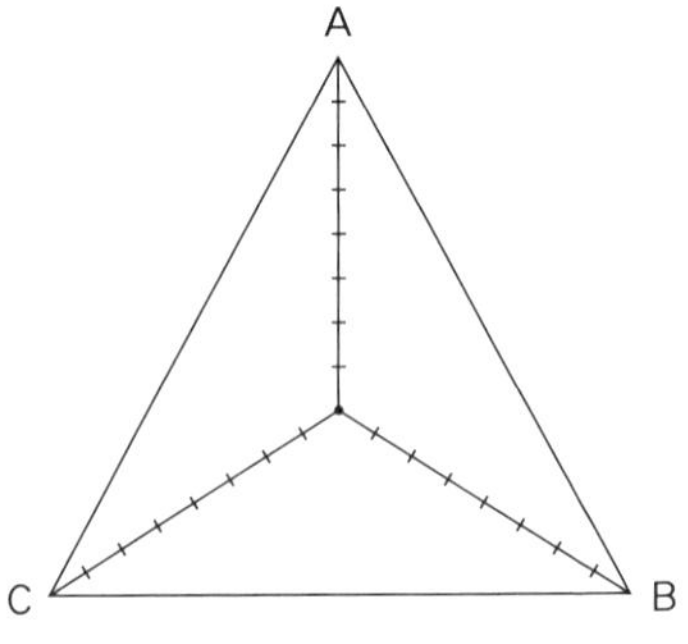

チャートを完成させて、自分の気質の傾向を理解しましょう。なお、数値の高低は傾向の強弱を示しているだけで、気質の優劣とは関係ありません。

とまったく異なるものの中に共通性が見いだせ、メタ認知が促進されやすくなります。たとえば、「うちの会社は○○社と似ている」「これとあれは同じだ」といってみることで、新たな発想の展開が生まれやすくなります。目標や課題もひらめきやすくなるでしょう。

この傾向の人はそもそも発想が豊かで、思いつく回数は多いのです。しかし、その思いつきを現実化し「ひらめき」と呼べる優れた着想までもち込むには、ロジックの練り込みが必要になります。そのためにもなにが同じか徹底させることが重要になります。

逆に、損害回避傾向が強い人にとっては、他人と異なる発想をすることに心理的な抵抗があります。無理にそういった努力をしてみても、気質的に苦手なので得るものが少ない。

一方で、集団のルールをつくったり、問題点を見つけたりする仕事では抜群の力を発揮します。新奇探索タイプがベンチャー企業の創成期に必要だとすれば、成長した会社を安定させるために必要な人材ともいえます。

こうしたタイプの人が心がけるべき口癖は、「これはあれと違う」です。それによって取り組んでいる課題の問題点が明らかになり、それを修正するためのひらめきが生まれてきます。地味ではあっても、そうした「修正的なひらめき」は大きな組織や事業を円滑に動かしてゆくためには欠かせない「ひらめき」です。
どうしても、突飛な発想が欲しいのであれば、新奇探索傾向が強いタイプと組むことです。自分とはまったくタイプが違うので、そりが合わないかもしれませんが、同質の人間ばかりでは発想が硬直化してしまいます。組織のバランスをとるためにも、集団としての発想を豊かにするためにも、部下や仕事上のパートナーに自分と異なるタイプの人間を加えることが望ましいことです。

報酬依存傾向の強い人は、甘えん坊タイプでしばしば特定の人との結びつきが強くなってしまいます。人に好かれ、愛されたいと思うこと自体は悪いことではありませんが、特定の人にばかり認められたがるとなると、「〇〇さんにべったり」といわれてしまいます。派閥を離れたら動きが取れなくなります。こうした人は特定の組織の中だけで人間関係を築くのではなく、仕事を離れたグループやサークルにも積極的に参加するべきです。さらに意識して「世のため人のため」と口にし、大所高所から見る癖をつけてみることで、視野が広がり「ひらめき」の方向性も得られやすくなります。「専務のため」という発想より、「お客様の満足のために」「会社の利益に繋がるから」「世のため人のために」といった口癖のほうが効果的です。

気質との付き合い

これらの気質傾向は、一人の人間の中に共存しています。新奇探索傾向も損害回避傾向も両方強いという人もいれば、どちらも弱いという人もいます。前者では「新しい発想はたくさん出ても、実行するとなると慎重になって自ら高いハードルを設ける」といった気質になります。

また、気質の傾向は変動もします。将来に対して弱気になったり、強気になったりすることがあるように、新しいものに興味を惹かれる時期もあれば、落ち着いた生活を望む時期もあります。遺伝が関係しているからといって、絶対的で不動のものだと思い込まないほうがよく、「今日は自分の新奇探索傾向が強い」など、外在化して考えると自己コントロールもしやすくなります。自分の中でどの傾向を伸ばしたいのかを考えて、その傾向の口癖を心がけると、気質の変化につながります。

新しい企画を考えるような場合は、やはり新奇探索傾向を強めるのが有利です。「同じ」というキーワードを使うことで、発想が展開しやすくなります。反対に「違う」といい切ってしまうと、思考の展開はそこで終わってしまいがちです。「この点は違う。では、同じなのはどこか」といった着眼で考えると「ひらめき」が促進されます。

ひらめきと加齢

一般に、歳を取ると頭が固くなり、ひらめきも生まれなくなると思われていますが、実際は逆です。知的活動の中心といわれるニューロンは大脳の表面にある大脳新皮質に集まっており、加齢とともに数が減少しますが、その下の白質と呼ばれる神経繊維の束の層は、むしろ四〇代、五〇代で増加していきます。白質はニューロン間を結ぶネットワークを形成しており、これから考えれば一つの問題を別の問題と結びつけて解決してゆく「ひらめき」に関しては、能力があがってもおかしくありません。

実際に調べると、前頭前野の働きを見る各種のテストでは、位置記憶や図形的正誤判断など課題の種類によって正答率のピークがまちまちで、高齢になるほど同年齢の正答率のばらつきが大きくなります。これは普段の生活や仕事の中で、あまり使わない能力は低下し、よく使う能力については向上することを示しています。

楽器を演奏する人では、よく使う指に対応する体性感覚野や運動野の面積が年齢とともに増えていったり、複雑な道を覚えなくてはいけないタクシー運転手の記憶を司る海馬はベテランほど大きいなど、普段から使っている得意分野に関連する脳については、鍛えている限り老化は進まず、むしろ能力が伸びていくことが知られています。いい換えれば普段、頭を使っている人とそうでない人との差は、年齢とともに拡大するのです。

またテストの点数で測れるような、単純な問題に対する反応とは別に、年齢とともに増してくる知性もあります。これが「結晶性知能」で、それまでの人生で得た経験や知識をもとに、さまざまな物事を結びつけたり分析したりして問題を解決していく能力です。部下の能力を引き出したり、人的ネットワークを利用して仕事のパフォーマンスを高めたりといったことがそれに当たります。

経験のない若い時代には、対処するために発想の転換が必要だった課題も、年齢とともに脳内ネットワークの構築が進み、多角的なものの見方が身に着くことで、自然に対処できるようになっていきます。年齢を重ねることで、人を見る目や、危機を事前に察知するといった「直観力」が研ぎ澄まされてくる人は少なくありません。本人は意識していなくとも、それは、ある意味で「ひらめき」の進化形だともいえます。実際、直感は、無意識的な運動にかかわる線条体が大きな役割を果たすと考えられていますが、この線条体は歳をとるほど育っていきます。

これまで培ってきた人脈を利用することで、一人では得られなかった課題解決の手段を発見していくことも、いわば個人ではなく集団としての「ひらめき」を得る方法だといえます。極端にいえば、他人の知恵をうまく借りる能力さえあれば、「ひらめき」について悩むことはないのです。

参考文献

第1章

Rizzolatti, G., Fadiga, L., Fogassi, L., Gallese, V. "Premotor cortex and the recognition of motor actions." *Cognitive Brain Research*, **3**, 131–141（1996）.

第2章

森俊夫、黒沢幸子『森・黒沢のワークショップで学ぶ解決志向ブリーフセラピー』ほんの森出版（二〇〇二）

Scott, D. J. "Individual Differences in Reward Responding Explain Placebo-Induced Expectations and Effects." *Neuron*, **55**, 325–336, 19（2007）.

銅谷賢治「強化学習の計算論」『医学の歩み』**202**（3）, 175–178（2002）.

銅谷賢治「行動学習系のメタパラメタ制御と神経修飾物質」『数理科学』**38**, 19–24（2000）.

Schulz, W. et al., "A neural substrate of prediction and reward." *Science*, **275**, 1593–1599（1997）.

第3章

佐藤浩一「自伝的記憶」『日常認知の心理学』北大路書房（二〇〇二）

Ingvar, D.H. "Memory of the future: an essay on the temporal organization of conscious awareness." *Hum Neurobiol.*, **4**(3) 127-136 (1985).

西城寿夫ら「表情認知における扁桃体の神経機構」『日本薬理学雑誌』**125**(2), 68-70 (2005).

高橋雅延「記憶と自己」『記憶研究の最前線』北大路書房（二〇〇〇）

Squire, R. L. et al. "Retrograde amnesia and memory consolidation: a neurobiological perspective." *Current Opinion in Neurobiology*, **5**, 169-177 (1995).

藤井俊勝「記憶障害をめぐる神経心理学の controversies ―記憶固定化に関する内側側頭葉の役割について―」『神経心理学』**16**, 164-170 (2000).

第4章

ジョセフ・ルドゥー『エモーショナル・ブレイン―情動の脳科学』東京大学出版会（二〇〇三）

坂井克之『前頭葉は脳の社長さん？―意思決定とホムンクルス問題』講談社（二〇〇七）

Adam, R., Aron, T. E., Behrens, S. S., Frank, M. J. and Poldrack, R. A. "Triangulating a Cognitive Control Network Using Diffusion-Weighted Magnetic Resonance Imaging (MRI) and Functional MRI)." *Journal of Neuroscience*, **27**(14), 3743-3752 (2007).

Thompson, P. M., Leonard, C. M., Welcome, S. E., Kan, E., Toga, A. W. "Longitudinal mapping of cortical thickness and brain growth in normal children." *J Neurosci.*, **24**(38), 8223-31（2004）.

第5章

篠原ら「脳年齢推定システムを使った健康講座評価の試み」文理シナジー学会平成19年度春大会要旨集（二〇〇七）

科学研究費補助金・基盤研究（c）、課題番号17500485、「ウォーキング、速歩によって中高年者の認知機能は維持・向上できるか?」

Kivipelto, M., Ngandu, T., Laatikainen, T., Winblad, B., Soininen, H. and Tuomilehto, J. "Risk score for the prediction of dementia risk in 20 years among middle aged people: a longitudinal, population-based study." *Lancet Neurology*, **5**, 735-741（2006）.

第6章

Willis, S. L. et al. "Long-term Effects of Cognitive Training on Everyday Functional Outcomes in Older Adults." *JAMA*, **296**, 2805-2814（2006）.

第7章
篠原ら「運動による前頭葉賦活と認知機能向上—近赤外線分光法と認知機能テストバッテリによる研究—」『文理シナジー』第9巻第2号
篠原ら「インターバル速歩と脳活動（2）」『文理シナジー学会二〇〇八年度春の大会要旨集』
科学研究費補助金・基盤研究（c）、課題番号17500485、「ウォーキング、速歩によって中高年者の認知機能は維持・向上できるか?」
Billings, L. M., Green, K. N., McGaugh, J. L. and LaFerla, F. M. "Learning decreases A beta*56 and tau pathology and ameliorates behavioral decline in 3xTg-AD mice." *J Neurosci.*, **27**(4), 751-61 (2007).
篠原ら「各種遊びの前頭葉活動—TVゲーム、組立て遊具、アイボの特性—」『文理シナジー』**8**(2), 73-80 (2004).
吉田理史ほか「野外活動時の前頭連合野の活性」『日本野外教育学会発表抄録集』(二〇〇七)
藤森聡美ほか「NIRSでみる、芸術療法施行時の大脳皮質部における脳血流賦活」『西日本芸術療法学会抄録集』(二〇〇八)
「ロック脳の真実」『AERA in Rock II』AERA［臨時増刊］(8／5号)(二〇〇五)
『ほほえみおかあさん』二月(二〇〇八)
Chan P. A. and Rabinowitz, T. "A cross-sectional analysis of video games and attention deficit

hyperactivity disorder symptoms in adolescents." *Annals of General Psychiatry*, **5**, 16 (2006).
Asahi, et al. "Negative correlation between right prefrontal activity during response inhibition and impulsiveness: a MRI study." *Eur. Arch. Psychiatry, Clin. Neurosci* (2004).
寺沢宏次ら「go/no-go 実験による子どもの大脳発達パターンの調査―日本の69'、79'、98'と中国の84'の大脳活動の型から―」『日本生理人類学会誌』**5**(2), 95-109 (2000).

おまけ

篠原ら「脳のクセを知って「ひらめき」を量産せよ！」『5つの仕事力』プレジデント社（二〇〇七）

あとがき

「これまで、どうやってその難局を乗り越えてきたのですか?」
「もしも奇跡が起こったら……」

未来の記憶のつくり方から始まったこの物語は、健康教育的な今の記憶の鍛え方を経て、記憶のコツ、ひらめきのコツに至り、ここで終わりを迎えます。

化学同人の津留貴彰さんから、記憶に関する本を、というオファーをいただき、「あ、いいよ」と、安請け合いしてから早二年半。脳に多少くわしく、学生相談なんかもやっている「はげひげおやじ」としては、単なる記憶本ではいかんな、などと思ったのが<ruby>ど<rt>、</rt></ruby>つぼの始まりでした。

「来週には……」「夏休みには……」「今度こそ……」、ときにはメールに返事もしなくなって、引き延ばしに引き延ばして、ようやく形になりました。その分、脳の話とカウンセリング話が妙にコラボした、それなりにおもしろい物語に仕上がったと思っています。

その間、じっと待っていてくださった津留さんには、感謝感謝です。

脳が未来を創る。

本書は、結局、このフレーズをめぐる物語です。そして、この物語の中身は、みなさんにとっては既知のはずです。

脳についての科学は、たとえば超伝導の科学や、ナノ材料の科学とは、その特権性が異なります。超電導やナノ材料について、素人が語ることはほぼ不可能ですが、脳についてはだれでも語れます。だれもがお一人様一つ、脳をおもちだからです。

わたしたちは、近赤外線を使ったり、核磁気共鳴を使ったり、放射線を使ったりして脳の活動をとらえようとしています。それはそれで、有用なデータが得られていくわけですが、しかし、みなさんもご自身の脳というセンサーを使って、自分の脳や他人の脳を日々観察しているわけです。学校の先生などは、クラスの生徒全員の脳の動きとつき合っているわけですし、先生が集まってあれこれ決めた方向性は、たくさんの脳がたくさんの脳を観察した結果だといっても過言ではありません。言葉を使い、感性を使い、歴史の蓄積に立ってあれこれ考えた成果が、近赤外線や核磁気共鳴ごときの結果で変わろうはずがありません。

脳の話は、「うーん、おもしろかった」……「でも、それ知ってたような？」というのがオチですし、関の山です。そして、それが脳の話のあるべき姿です。みなさんが知らぬ間に知っていたことを形にするだけです。その意味では脳の話は文学に近い。

本書を読まれたみなさんが、「脳なんてさ」と鼻で笑い、軽くステップを踏んで明日に向かっていただければ、これに勝る幸せはありません。

ここまでお付き合いいただき、ありがとうございました。

二〇〇八年六月

篠原　菊紀

篠原　菊紀（しのはら・きくのり）

1960年長野県生れ。東京大学教育学部卒業。同大学大学院教育学研究科博士課程単位取得満期退学。現在、諏訪東京理科大学教授。学生相談室長。専門は脳システム論、健康教育学。

fNIRStationと光トポグラフィ装置を使って、学習しているとき、遊んでいるとき、運動しているとき、パチンコしているときなど日常的な脳活動を調べ、その社会適用を目指している。

『キレない子どもの育て方』（集英社）、『不老脳』（アスキー新書）、『脳でシナジーする科学と社会』（オーム社）など著書多数。

DOJIN選書　019

未来《みらい》の記憶《きおく》のつくり方《かた》　脳《のう》をパワーアップする発想法《はっそうほう》

第1版　第1刷　2008年7月20日
　　　　第2刷　2016年6月20日

検印廃止

著　　者　篠原菊紀
発 行 者　曽根良介
発 行 所　株式会社化学同人
600 - 8074　京都市下京区仏光寺通柳馬場西入ル
編集部　TEL：075-352-3711　FAX：075-352-0371
営業部　TEL：075-352-3373　FAX：075-351-8301
振替　01010-7-5702
http://www.kagakudojin.co.jp　webmaster@kagakudojin.co.jp
装　　幀　木村由久
印刷・製本　創栄図書印刷株式会社

ISBN978-4-7598-1319-7

DOJIN選書・好評既刊